現代日本の国民病

亜鉛欠乏症

倉澤隆平　著／*インタヴュー・構成*　尾形道夫

あまり知られていないことだが、
高齢者を中心に、今
国民の３割が亜鉛不足のため、
さまざまな症状に悩んでいる。
例えば、
褥瘡
胃瘻
舌痛症
味覚障害
皮膚の疾患などなど、
人々を悩まし、苦しめているそれらの症状が、
亜鉛を補充すれば治ることを、
一人の医師が発見、治療した。
これはその報告である。

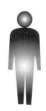

はじめに

　私たちが日々の診療のふとしたことから、「医師の多くが考えているよりもはるかに大勢の、多彩な症状に苦しんでいる亜鉛欠乏症の患者さんが、この日本にいる」という事実に初めて気がついたのは、今から20年前、2002年秋のことでした。

　イランの小人症を調査したアラン・プラサド博士がヒトの「亜鉛欠乏症」の存在を示唆したのが1961年のこと。原因はフィチン酸（後述）の多い食事による亜鉛欠乏症でした。以来今日まで、文献的教科書的には、実に多彩な亜鉛欠乏による症状が知られています。日本では（故）冨田寛日大耳鼻咽喉科名誉教授を中心に、「味覚障害」の主原因として亜鉛欠乏症は知られていましたが、「これほど多数で多彩な欠乏症状がある」ことを、実際に患者を診、臨床実感として知っている医師は、私たち「東御市立みまき温泉診療所」医師（倉澤と久堀周治郎）以外には、ほとんどいなかったといっても過言ではないでしょう。

　飽食の時代、亜鉛欠乏症という微量元素の栄養障害は「よほど特殊な状況下でなければ起こらない」と思うのが、一般の常識かもしれません。ですから医師も学者も国も製薬会社も、亜鉛欠乏症など稀にしか存在しないものと考え、私たちの住む長野県が、ローカルルールとして「その薬」の保険適用を認めるまで、ずっと正式な保険収載薬がなかったのです。

3

しかし、その常識は明らかに間違いでした。何より私たちが、ここ東御市立みまき温泉診療所で、多くの亜鉛欠乏での症例を経験し、治療し、快癒させたことが、その誤りを裏付けています。

　私たちが診た亜鉛欠乏症の症状は、本当に多彩です。

　味覚障害はもちろんのこと、食欲不振や食欲減退、拒食、褥瘡の発症や治癒遅延、舌痛症や舌・口腔内の違和感など舌・口腔咽頭症状もありました。日常の外来診療でしばしば経験する老人性皮膚掻痒症はじめ、頑固な「かゆみ」などの皮膚症状も、全身に広がる慢性の湿疹様の皮疹、最近では原因不明とされている掌蹠膿疱症（しょうせきのうほうしょう）などの皮膚疾患も、一部の頑固な下痢や特殊な疲労感にも、亜鉛欠乏が関係している可能性を感じています。

　ただ、これからご紹介する症例がほとんど高齢者の症例に偏っていることを、最初にお断りしなくてはなりません。というのも、この東御市立みまき温泉診療所は、介護保険制度が始まるずっと前、村立みまき温泉診療所の時代から、住民のための地域医療の中心施設として、健康と福祉と医療の連携強化を図ってきたからです。

　敷地内に社会福祉法人みまき福祉会の特別養護老人ホームも隣接していますし、デイサービス、訪問看護やヘルパーステーションなどのチームもあって、ケアポートみまき開設以来、公と私一致協力して、キュアの医療はもちろんですが、医療幻想から醒めケアに軸足を置く保健・医療・看護介護・

福祉が一体化した地域医療の実践を目指し、その中心として「来やすく有意義な」診療所を目指してきました。長寿県で知られる長野ですから、来られる方は、かなりの割合でご高齢の方になっているのですが、亜鉛欠乏症の患者さんはご高齢者だけではありません。

　そんな地域の「かかりつけ医」である私たちの診療所は、主に旧村（東御市は平成16年、北御牧村と東部町が合併してできました）人口5500人を主とした診療圏としていました。その診療所で、亜鉛欠乏症疑い症例の第1症例から総ての症例を、エクセルで整理管理しています（MIMAKI Data）が、2002年から2006年の4年間だけで、疑った患者さんが350人に達し、亜鉛欠乏症だと診断し得た患者さんは250人を超えたのです。

　これはとても無視し得ない数字です。現在でも、継続追跡している症例はもちろん、新たな症例も着々と追加・集積しつつあります。亜鉛欠乏症疑い患者の累計は1000人を超えていますし、繰り返し発症治癒している症例をも合わせれば、手元にある亜鉛欠乏症の症例は、1000症例を優に超えるまでになりました。

　近年の臨床医学・医療は、統計的手法を用いたEBM（医療データによる医療　エビデンス・ベースド・メディスン）流行りです。しかし、臨床医療の基本中の基本は、一例一例のエビデンスの積み重ねにあることを忘れてはなりません。統計的に数値を比較考察する前に、如何に一例一例、しっか

りした narrative Evidence（患者の物語）を問診などによって積み重ね、個々の症例にそれぞれの差異はあろうとも、一つの共通した臨床的事実を掴み取り、まとめるには、出来る限りの臨床症例の集積が必要です。

　幸いなことに、昔は大学ノートに記載・整理するしかなかった個々の症例が、今、エクセルで容易に入力・整理が可能となりました。しかも検索機能も活用できますから、同じころ出現・発展したデジタル・カメラやPPT（パワーポイント）というソフトを有効に駆使することで、症例も整理することが出来るようになりました。

　さて、亜鉛欠乏症多発の事実は、私たちの地域だけの特殊な事情なのでしょうか。

　いいえ、それは違うと、亜鉛欠乏症の臨床に携わった私の経験が感じています。逆に「多くの医師が思っている以上に、多くの亜鉛欠乏患者が存在する」という事実は、もっと普遍的かつ全国的な現象ではないかと、私たちは考えているのです。最近この亜鉛欠乏の知見がかなり知れ渡ってきたとはいえ、それでも医師の2割にも至っていない現状を見れば、まだまだ多くの悩み苦しんでいる患者さんが多数いることが容易に想像できます。

　地域在宅ケアが推進される今、多くの高齢者やそのケアをする人たちが悩まされている原因不明の「食欲不振」は、まず殆んど亜鉛欠乏症の症状と言ってよいでしょう。

　当事者には痛みや苦悩を、家族やケア提供者には重圧と絶

望をもたらす、なかなか治らない「褥瘡」も、亜鉛を補充するだけで治癒への道筋が見え、看護介護が軽減し、予防も可能です。

　舌痛症も、他人にはなかなか理解しにくいその不思議な訴えや、肉眼的に異常を認めない所見から、器質的なものから心療内科や精神科的な原因などまで、実に多くの鑑別診断が必要とされてきましたが、その大部分は亜鉛欠乏症であると、それぞれの症例の補充療法の経過とMIMAKI Dataの症例分析から言えると考えます。

　以前、尊敬している医師に言われたことがあります。「あなたは良くやっている。だけど、これも治った、あれも治ったというのは、現在の医学・医療界ではやめたほうがいい。その論法では、どの医学誌の編集者や査読する医師の常識には受け入れられないから、論文の掲載もないだろう。どれか一つか二つの症状に絞って書いてみたら、どう？」

　ありがたいご忠告でした。しかし、亜鉛欠乏症の患者さんが多いのも、亜鉛含有薬剤の内服という亜鉛補充療法をすると、あれもこれも「治る」のも、どちらも否定しがたい事実なのです。

　もう一つ、私たちが、亜鉛欠乏症の存在を確信を持って社会に公表した基には、一般地域住民の大規模な血清亜鉛濃度の調査であるKITAMIMAKI Studyほかの長野県下での疫学調査があります。そのデータにより、日本で血清亜鉛値が

原子吸光法で測定可能となった1970年代後半に制定された血清亜鉛の基準値などと比較して、現在の地域住民に明らかな亜鉛不足の傾向があることを証明しました。米国での血清亜鉛濃度に関する疫学調査NHANES IIと比較しても、同様の傾向だったと言えます。

　亜鉛欠乏症の臨床は、まだまだ、わからないことだらけです。それは、私たちのようなアプローチで亜鉛欠乏症を診察して語る医療者が、これまでいなかったからでしょう。

　私たちも亜鉛欠乏症のほんの一部を覗いただけで、将来、間違いだとわかることも、多々あるかもしれません。それはそれでいい、私たちがこれまでやってきたことを追試した結果が「間違い」であるとわかったなら、端緒をつけた者として本望です。そう胸を張って言えるくらい、分かってきたことも、手応えを感じていることも多く、それはぜひ、この本を目にされた医師をはじめ、多くの医療関係者、とりわけ基礎医学に携わる医師や生命科学などの関連の研究者たちに、共通認識として知っていただき、追試と批判、そしてその結果による追認を、ぜひお願いしたいと思っています。

　また、市民の方にも、ぜひこの本をお読みいただきたく存じます。医師特有の硬い筆使いが多々見られることでしょうし、話の都合上、専門用語も多数出てきます。文章の前後を読んでいただければ、おおよそわかるような書き方にするべく努力しましたが、さらなる説明が必要な時は、インタビューアーの方にお願いしました。

インタビュアーから「はじめに」

　この本の構成は、倉澤医師のお話と論述を柱に、それにインタビュアーが絡むという形にさせていただきました。黒子_{くろこ}に徹するつもりでしたが、お話を伺い、執筆された膨大な論文を読ませていただくにつれ、内容の重要さとユニークさ、そしてその真摯さに、読者の方々に「言いたいこと」「ぜひお伝えしたいこと」がしだいに胸の中に溢れ、同時に、内容がかなり専門的なこともあって、それを和らげるためにも、申し訳ありませんが、黒子がところどころシャシャリ出て説明させていただこうと考えました。しかも、なんということか、本文の最初はその黒子のテキストから始まります。このような構成をご寛恕いただければ幸いです。

　なお「インタビュアーから」の文責は、私、インタビュアー尾形道夫にあり、倉澤医師にはないことを、最初に確認させていただき、本文に移ります。

現代日本の国民病

亜鉛欠乏症

目 次

第1章
病者一人もなし

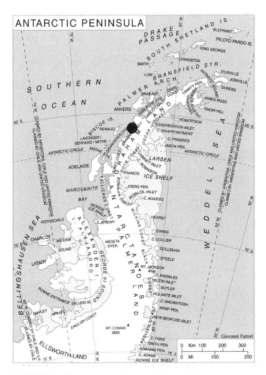

南極半島（antarctic peninsula）
半島北部はグレアムランド、半島南部はパーマー
ランドと呼ばれ、1820年代、人類が最初に到達し
た南極大陸の一角です。(Antpen-map-Barison.jpg)

　南極大陸の西側、南米へ細長く伸びる南極半島の西端に、「高木岬」（前頁地図、黒丸のところ）があります。チリのホーン岬の対岸で、ビタミンB₂やCなどを発見し、ビタミンという言葉を作ったフンクにちなむ「フンク氷河」や「ホプキンス氷河」など、ビタミン発見者たちの名がついた岬や氷河が並ぶ一角です。

　1959年、英国南極地名委員会から、岬の一つにこの名がつけられたと発表された時、極地関係の日本人は喜びながらも、内心「TAKAKI？　WHO？」と思ったことでしょう。しかし、欧米の専門家は違います。「KANEHIRO TAKAKIは、脚気という病気を、世界で初めて疫学的に防いだ医学者だから当然」という声ばかりだったと言われています。

　このKANEHIRO TAKAKIという医学者の業績が、本書の執筆者である倉澤隆平医師と重なって、仕方がないのです。お二人とも臨床を大切になさっている医師ということも共通していますし、発見したのがビタミンとミネラルという微量栄養素の不足だったことも共通しています。さらに医師のかたわら、栄養についての造詣が深いこと、「病気を見るな、病人をみよ」を診療のモットーにされていること、そして生涯を通して様々な「常識」と戦い続けてきたことも共通しています。少し回り道になりますが、参考資料として、KANEHIRO TAKAKIのことをかいつまんでお話しさせていただきます。

●

　KANEHIRO TAKAKI ではなく、「高木兼寛」と書けば、医学史を学んだ方なら、森林太郎（森鷗外）との「脚気論争」を思い出すかもしれません。

　現在、脚気がビタミン B1 欠乏によって起こる疾病というのは、誰もが知る常識です。ただ、高木や森たちが医療現場で脚気患者の治療に苦闘した明治の頃は、三大栄養素がやっとわかっただけで、ビタミンも発見されていませんでした。しかも、医学界の潮流は、脚気を伝染病と考える「細菌原因説」でした。医学の頂点にあった当時のドイツではコッホを中心に次々に結核などの病原体を発見し、感染症治療が緒についた時で、ドイツに留学し、コッホ一門に心酔した森をはじめとする東京帝大医学部、そして陸軍は、ドイツ医学と同様に、脚気を感染症と考えていたのです。

　高木は違います。戊辰戦争のとき薩摩藩の医師見習いとして従軍した高木は、海軍に入ったあと、薩摩と親交のあったイギリスに、医師になるべく留学します。

　イギリス医学の特徴は、徹底した臨床重視です。そこでみっちり教育され、内科と外科の医師として帰国した高木が目にしたのは、なんとも悲惨な兵の姿でした。軍艦という軍艦の水兵は、脚気に侵された兵ばかりで、満足に戦える水兵がほとんどいなかったのです。

　食欲不振や手足のだるさなどから始まる脚気は、進行とともに感覚の消失やむくみ、運動失調などを起こし、ついには

心不全を起こして死にも至る怖い病気です。原因も治療法も不明でしたが、ただ高木が不思議だったのは、留学したロンドンに脚気患者が一人もおらず、脚気という病気を一人の医師も知らなかったことでした。

　高木は過去に遡り、海軍兵士の脚気患者を調べます。

明治 11 年　海軍総兵員 4528 名中脚気患者 1485
明治 12 年　　　　　　　5082 名中患者 1978
明治 13 年　　　　　　　4956 名中患者 1725
明治 14 年　　　　　　　4641 名中患者 1163

　どの年にもおよそ兵員の 33% にあたる脚気患者が出て、4 年間の死者は合わせて 146 名にもなっています。

　日清戦争直前で、日本と清国の間は、かなりきな臭くなっていました。その清国艦隊と小さな湾内で 40 日以上睨み合う事件が起こったとき、日本艦艇の水兵はほぼ半数が脚気に倒れ、急遽派遣されるはずの艦艇も、やはり半数以上が脚気のため航行すら叶わなかった事実は、海軍上層部や高木を危機感に駆らせるのに十分でした。海軍の医師として、高木は脚気撲滅を目指します。彼はイギリス仕込みの徹底した実証主義で、ことに当たりました。

　脚気患者を出した艦の士官や水兵から、出身地、勤務内容、食事、衣服、航海中の出来事など、事細かに聞き取りをしました。そして最終的に彼が行き着いたのは、脚気の原因は感染ではなく食事ではないかという、当時の「常識」に反

した大胆な仮説でした。それも、イギリスにはなくて日本、しかも軍隊に大量にあるもの、地方出身の軍隊志願者が夢見る「白米」（この頃の徴兵令の目玉が、軍隊に入れば一日六合の白米が食べられるということでした）こそ原因ではないのか、と言うことだったのです。

仮説を実証しなくてなりません。海軍病院長だった彼は、上層部と掛け合い、大規模な実験をします。一年前の日本海軍の旗艦、戦艦「龍驤」（写真下）航海の再現です。

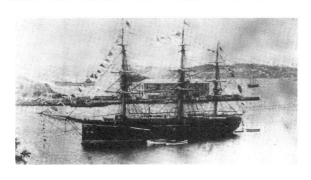

明治16年、ニュージーランドやチリ、ハワイなどを巡って帰国した「龍驤」は、ハワイからの帰途中、乗組員378名中150名が脚気となり、最終的に23名の死者を出しました。その同じ航路、同じ日数を、従来の白米中心の食事から、タンパク質などを増やした改良食を兵員に食べさせる戦艦「筑波」に航海させ、患者数を比べようというのです。

明治17年2月9日、333名の乗組員とともに、「筑波」は出港し、その8か月後の10月9日、高木は筑波艦長からこんな電文を受け取ります。「ビヤウシヤ（病者）一ニンモナ

シ　アンシンアレ」

　この出来事は欧米でも詳しく報道され、医学史専門書には「明治15年から19年の間に高木兼寛が食物を改良して日本海軍の脚気を根絶」と、高い評価を受けることになったのです。

　「筑波」にも帰国までに快癒した脚気患者が15人いました。うち8人は「改良食」の肉をまったく食べず、他の4名も「改良食」のコンデンスミルクを飲まなかった兵でした。高木にとって、これは大きな反省材料になりました。明治の頃ですから、食べなれない肉やミルクを嫌う人間はたくさんいます。そんな兵たちも脚気にならないよう「改良食」を口にしてもらわねばなりません。そこで高木が考えたのが、洋食に切り替えるのではなく、主食を麦入りの白米にすることでした。

　そして高木の提案を受けた海軍は、兵たちの食事を早速麦入りとし（明治17年）、脚気をほぼ追放することができました。

　数字は明快です。海軍の脚気患者数を追いかけましょう。

明治15年　脚気患者1929　死者51人
明治16年　脚気患者1236　死者51人
明治17年　脚気患者　718　死者8人。（この年から麦入り）

　つまり、麦入りの白米にしたら発病者がほぼ半減し、死者にいたっては6分の1になったのです。日本海軍創設以来、

初めての急激な減少です。

　ただ高木には「なぜ麦入りにしたら脚気がなくなったのか」の理由を、理論的に説明することができませんでした。高木が考えていたのは、白米中心の日本食と、洋食（欧米で脚気患者はほとんどいない）の違いは、「タンパク質の不足」ではないかということでした。実際にはビタミンB_1の不足であり、これが小麦や大麦、豚肉などに大量に含まれていたため、洋食を口にしている地域では脚気になりにくかったのですが、いずれにしろ脚気を細菌感染ではなく、「栄養の不足が原因」と考えたことに間違いはありません。

　いろいろな事実や知見を総合して、これに合致する理論はこうではないかと推論するやり方を「帰納法」といいます。麦飯男爵・高木の麦飯礼賛は、不足の栄養素が発見されていなかった当時としては正しいことで、それは臨床とプラグマティズムを重視するイギリス医学と帰納法の勝利でした。

病気を診ず、病人を診るべし

　帰納法に対し、こうなるはずだからという理屈（明治時代には学理と言いました）を先に立てる議論が「演繹法」です。世界に冠たるドイツ医学はまさに学理重視の体系で、そのドイツ医学に首までどっぷり浸かっていたのが権威ある帝大医学部と、海軍の10倍以上の人員を有する陸軍でした。この両者から高木の「食物原因説」は、発表と同時に猛攻撃を受

23

けることになりました。

　急先鋒が森林太郎でした。留学中のドイツで「日本兵食論大意」を執筆し、机上学問で白米中心の日本食で充分と結論づけた彼は、カロリーだけを考えて傲慢にも白米中心の和食を世界一と唱え、それに力を得た陸軍は白米中心の食事を続けます。

　学理を伴わない「発見」にはなんの価値もない、と彼らは考えます。その発見者が、医学レベルからいってドイツより格段に落ちる（はずの）イギリスで学んだ者となれば、いくら高木が麦入りにしたら脚気が減ったと主張しても、それは偶然の産物だろうと、歯牙にもかけなかったのです。

　では、陸軍で脚気は問題ではなかったのか。違います。割合では海軍より少なかったものの、人数が多い分、脚気患者の発生は大きな問題でした。そこで、脚気患者を「感染源」から遠ざける転地療法など、様々な「療法」が試されたのですが、その効果のほどは容易に予想できるところでしょう。

　こんなとき日清戦争（明治27〜28年）が起こります。海軍では麦入り食のおかげもあり、脚気患者34名で死亡ゼロでしたが、陸軍では、内地から白米だけ充分に供給された部隊を中心に、脚気患者30125名、死亡者3944名を出してしまいました。この死者数は戦死した1400人をはるかに上回る数字です。

　陸軍や森たちは、これでも「細菌説」を変えません。高木の提言はもちろん、陸軍の一部で行なわれていた麦飯導入に

よる実績も徹底的に無視し、その体制のまま日露戦争（明治37〜38年）に突入しました。戦中の糧食調達は大本営の仕事で、大本営は森たちの牙城です。戦地に送るのは相変わらず白米中心で、結果、25万人もの脚気患者を出し、3万人が亡くなりました。海軍は87人の脚気患者を出し、3人亡くなっていますから、死者で言えば1万倍、医学者として、森林太郎は明らかに間違ったのです。

それは、彼らが肝心の臨床をおろそかにしたためでした。ここでやっぱり高木の座右の銘を思い出すのです。

「病気を診ずして病人を診よ」

医師が診るべきは目の前で苦しんでいる「病人」です。その苦しみを軽くするためにあらゆる手をつくす、それが医師本来の姿です。

その姿を、倉澤医師に見ます。倉澤医師が「亜鉛」にたどり着いたのも、そして「亜鉛補充療法」に初めて手応えを感じたのも、ずっと「病人」を真摯に診てきたからではないでしょうか。

そして、高木と森の逸話を長々と書いてきたのも、同じようなことが、亜鉛補充療法を提唱する倉澤医師自身、嫌というほど経験されてきたからです。一般の医師頭にこびりついた「常識」を打破するのがいかに大変で不毛な作業なのか、しかしそれをしない限り、事態は一歩も進まないのです。

もし森が自分で高木説の真偽を確かめていたら、麦飯を将兵に食わせ、白米だけの将兵と脚気の発生率を比べていたら、

日清・日露の脚気患者や死亡者は、海軍並みになっていたでしょう。医療は実地科学です。やってみて、その結果で次の方策を考える。その努力を怠った医師に、臨床家としての資格はありません。

　同じことを、今、私は褥瘡など高齢者医療に携わる多くの医師に求めようと思います。微量元素を研究している基礎医学者にも求めようと思います。高木の「麦飯」が、倉澤医師の「亜鉛含有製剤・プロマック」による亜鉛補充療法です。疑わしい患者さんには、それをご自身で試してみる、そしてその結果を集めれば、次の地平が望めます。患者は今も苦しんでいるのです。

　では次章から、倉澤医師が亜鉛欠乏症を発見した症例を中心に、具体的にお話しいただきます。

（文責・尾形道夫）

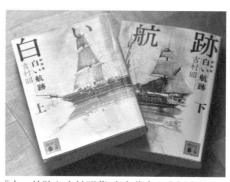

「白い航跡」吉村昭著 高木兼寛の生涯を描いた小説

第2章
忘れられない患者さんたち

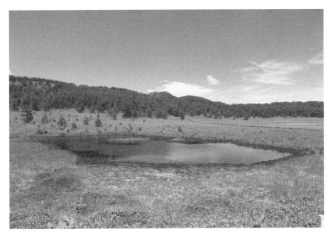

池の平湿原
雲上の湿原で、たくさんの高山植物が咲くことで有名な湿原。標高 2000m。見晴らし岳や雲上の丘広場からは、富士山や槍ヶ岳を見ることができます。

最初に4人の症例を報告させていただきます。どの方も、それまで知らなかった亜鉛欠乏症の実態と、亜鉛補充療法の効果と可能性を、医師・倉澤隆平に教えてくださった、忘れられない方々です。

1. Aさん

Aさんと出会い、悩みながら治療し、状態が軽快したことが、本当に全てのスタートでした。

忘れもしないお盆明けの2002年08月19日（以後2002.08.19と表記します）、曇りがちでしたが、診療所の窓から、浅間山がいつも以上にくっきりと見えました。その午前中、地域の総合病院から、Aさんが併設の「ケアポートみまき」に紹介入所してこられたのです。中肉中背、坊主頭、やせ気味の73歳の男性です。

Aさんはもともと軽い精神発達遅滞があり、某施設に入所していた方でした。コミュニケーションは可能でしたが、ADL（Activities of Daily Living。食事、排泄、着脱衣、入浴、寝起きなど、日常生活を送るために必要な基本動作全て）は車椅子、排泄はオムツで、入浴も介助浴、食のみ自立だったそうです。

2001.11、仙骨部（お尻の上部）に深い褥瘡ができ、近所の医師に治療を受けていたのですが、感染が生じて発熱し、意識状態も低下したため、2か月後の2002.01 地域の総合

28

病院に入院することになりました。その褥瘡の治療中に、発熱や精神状態の悪化もあり、点滴などの内科や精神科の治療を受けているうちに、しだいに食欲不振が進行して、経鼻経管栄養（口から食べ物や水分、薬などが摂取できないとき、鼻や腹壁から胃や腸に管を通して流動食を注入、栄養を補給する方法）となり、ADLも低下して、ベッド上全介助のほぼ寝たきり状態となったのです。

　入院1か月後の2002.02.04に褥瘡は外科的処置もあって軽快したものの、コミュニケーションは充分に取れず、理由は不明ですが、全く食べなくなってしまったと言います。どうしても食べないので、2002.07末に胃瘻を造設し、「褥瘡はかなり良くなったので、胃瘻付きで転院」となり、当特別養護老人ホームへの紹介入所となりました。申し送りは「クリニミール＋塩7g」、クリニミールはお湯で溶いて使う経腸栄養剤で、胃瘻に注入するときに塩を7グラム加えてくれ、という指示でした。

　特別養護老人ホームでは、ベテランの看護師やケアワーカーたちが苦闘していました。仙骨部の褥瘡は縦長の細く長い線状ですが、NPUAP（米国褥瘡諮問委員会）の基準によれば、「筋膜まで及んでいるが、筋膜を超えない全層創傷」のⅢ度でした。この褥瘡が、かなり良くなったとはいえ、いくら手を尽くしても、それ以上改善の様子を見せません。体位の変換を頻回にしても、軟膏療法など試しても効果なし。オムツの濡れが原因かとオムツ交換の回数を増やしたり、膀

胱カテーテルを入れたりもしましたが、全て空振りでした。

　入所時、Aさんの精神活動は、頷きがあるだけの、ほとんど周囲には無関心で、反応が乏しい状態でした。経過からベッド上全介助は覚悟の上でしたが、困ったのは、食事介助の時に一切、口を開いてくれないことです。毎食、胃瘻から食物を注入しているので、空腹を感じないのかもしれないと、食事の時間を遅らせるなどしても、なんの反応もなく、食事介助には口を結んでいるだけで、頑として口を開いてくれません。目は閉じていませんから、こちらが何をしようとしているのかは判っているはずで、まさに意識ある植物人間状態、コミュニケーションが一切とれないので、全くお手上げの状態です。呑み込めないとか、覚悟の上での拒食とも思えず、何が原因なのか不明のまま、胃瘻栄養で全介助状態が続きました。

　変化があったのは、2002.09に入ってのこと。「もしかして、味覚障害で不味くて食べないのではないか」と思いつき、試しに血清亜鉛値の測定をしてみたのです。

　というのも、この村立みまき温泉診療所に赴任して以来、私にはずっと引っかかっていたことがあったのです。赴任してしばらくたつと、地域住民の方や患者さんたちは、私に慣れてきたのか、診療の後に、「先生、歳をとるとはつまらねーもんだ、飯がちっとも旨くねえ」とか「この頃食欲がねえ」と、世間話のついでに食事のことを愚痴る患者さんが意外に多いことがわかってきました。

　併設の特別養護老人ホームの居住者の方々も同様で、「ここの飯がまずい」「コメの味がまずい」、ひどい方になると「みかんとりんごの区別がわからない」という方が一定数いらっしゃいます。その「ここの飯」は、職員も私も昼食に食べていて、一流レストランとはいわぬまでも、正直、まずいと思ったことなど一度もない、けっこう美味しい食事です。なぜそんなことを言うのか、変だなあと気になってもいたのです。

　「味覚障害」という言葉は、私が医学生だった1961年ごろから、「亜鉛欠乏症は味覚障害」という話題を小耳に挟み、頭の片隅にありました。しかし、亜鉛欠乏症などめったにあるわけがないと、実際の診療現場で血清亜鉛値を測定したことは一度もありません。ただ、Aさんの様子を見ていて、もしかしたら「味覚自体が問題で、味覚障害が嵩じて、不味くて口を開かなくなったのではないか」と思ったのです。

　測定したAさんの血清亜鉛値は42μg/dlでした。検査会社である（株）SRLの血清亜鉛値の（当時の）基準値は65〜110μg/dlでしたから、「間違いなく亜鉛欠乏症である」と考え、2002.09.18からプロマック「朝夕1錠ずつ」の投与を開始しました。

プロマックとは何か

　「投与を開始しました」と書きましたが、亜鉛欠乏症と診断した私は、次の打つ手を前に、しばし考え込んでいまし

た。Aさんに亜鉛を補充しなくてはなりません。しかし、保険収載薬の中に亜鉛を補充するための薬が一つもないのです。いろいろ調べてみると、一つだけ、胃潰瘍の薬の中に亜鉛を含んでいるものがありました。組成など見ても、胃潰瘍でない人が飲んでも、また胃潰瘍での処方経験からしても、特段困ったことはなさそうです。しかも薬価が安い。これだ！　と思い、Aさんに飲んでもらうことにしました。

　その薬こそプロマックで、その日のカルテには「プロマック2錠／日」とあります。これでAさんに亜鉛を毎日34mg供給できることになりました。（プロマックとは、胃潰瘍薬の商品名で、一般名はポラプレジンクといい、当時の医薬品として認められている唯一の亜鉛含有製剤でした）

　プロマックの効果はめざましいものがありました。

　投与から3週間後の2002.10.03には、「あれほど難治だった褥瘡が治りました」との報告を看護師から受け（その時の血清亜鉛値54μg/dl）、さらに3週間後の10.25の回診の時には、「少しずつ口を開けて食事をするようになった」と、嬉しいことを聞かされました（血清亜鉛値45μg/dl）。そして、11.14になると「食事をどんどんとるようになった」とのことでしたが、肝心の味覚がどうなったかは、言葉が通じず、不明のままでした（血清亜鉛値50μg/dl）。ただ、それから1週間後の11.20の「食欲増進し、刻み食を全量摂取した」という報告のように、Aさんは食事を積極的にどんどん食べるようになりましたから、胃瘻は不要となり、抜去すること

にしたのです。

変化は食事だけではありません。無表情であったＡさんに表情が出てきたばかりか、荒っぽい口調ですが、看護師やケアワーカーにどんどん話しかけるようになって、12.17には、「ちょっとうるさいなあ」と、逆に苦情も出るようになっていたのです（血清亜鉛値56μg/dl）。

翌年2003.02.18には「元気で、良い表情をしている。笑顔が出て、かなりの会話ができる」と報告があり、04.11の血清亜鉛値も67μg/dlと、徐々に増えています。

夏になると、「食事は普通食を全量摂取し、短い単語の話なら通ずる。時々怒ることもあるが、精神状態は安定し、意思の疎通可能。歌を歌い、テレビに興味を示す」との08.01の報告のように、簡単な会話なら通じるようになったばかりか、昔から歌が得意だったようで、大きな声で歌っては、「このセクションのアイドルです」と、ケアワーカーたちからヤンヤの喝采を受けていました。

そしてその後も、拒食も褥瘡も一切の再発がなく、Ａさんはまさに別人となったのでした。

【インタビュアーから】プロマックＤ錠
（一般名ポラプレジンク錠）

いわゆる「55年通知」というのがあります。副作用などの問題がクリアされた安全で安価な胃腸薬などは、その「薬

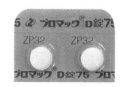

理作用に従って、学術的に使用されたものは医療保険で使用できる」という診療報酬上の規則です。ですから、プロマックは亜鉛欠乏症にも保険使用可能だったのですが、この制度が充分に理解されず、保険適用外薬として、逆に使用が制限される傾向にありました。今でも適用外としている県すら存在するとは、常識を覆すのは本当に大変なことだと、しみじみ思ったことでした。

　Ａさんの事例は衝撃でした。臨床家なら、将来を危ぶんでいた患者さんがよくなっていくのを見ると、この仕事を選んで良かったと、心の底から思うでしょう。この時の私がそうでした。しかも、治療の上で変えたのは、「プロマック」という錠剤を毎日２錠飲んでもらうようにしただけです。その効果の素晴らしさに、私はひたすら目を丸くするだけでしたが、もちろんそれだけではありません。もしかしたら自分は、新しい事実の発見の現場に立っているのではないだろうか、そんな手応えを正直感じてもいたのです。

　それは亜鉛欠乏が褥瘡や拒食を起こす（この時点では、まだ味覚障害からの食欲不振と考えていて、食欲が出て元気になり、精神的にも安定したものと解釈していた）ことがあるのだということ。それは亜鉛を補充すれば治る可能性があるのだということ。

　さらにその後の症例と合わせて、この亜鉛欠乏という状態が確かにあって、もしかするとこの地域だけでなく、全国的にも多いのかもしれない、ということでした。

【インタビュアーから】褥瘡の「NPUAP のステージ分類」

- ステージ I　皮膚を圧迫しても消えない発赤や皮内出血などが見られる
- ステージ II　ステージ I の床ずれに摩擦力が働き、表皮が剥離して真皮層が露出したり、水疱などができたりしている
- ステージ III　組織欠陥が皮下組織に及んでいる
- ステージ IV　組織欠陥が筋膜を超えて筋肉や骨、腱までに至り、感染を伴いやすい

【インタビュアーから】「胃瘻」

　胃瘻は口から食べたり飲んだりができない人や難しい人に栄養を補うため、胃の内側とお腹の皮膚側との間に孔を開け、そこにチューブを通したもので、今は、外科的にお腹を切って作るより、体にかかる負担が小さく、必要な設備や医療費も圧倒的に減らすことができる「PEG」（内視鏡による胃瘻造設・経皮内視鏡的胃瘻造設術）が標準的な術式となっています。

　胃の中とお腹につけた二つの「固定版」で止める形で、日本では 1990 年代から次第に広まり、2000 年以降、急激に広がりました。アメリカのナーシングホーム（日本の老人ホームに当たる）では鼻にチューブを入れた経鼻栄養の方の入所を断っていると言われ、経管栄養の 8 割が胃瘻、あるいは腸瘻となっています。経鼻経管チューブの留置は意識のある場合、大変つらいものですが、

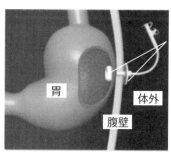

固定版

胃

体外

腹壁

日本ではまだチューブ（経鼻経管チューブ）が主力、やっと胃瘻造設者が20万人を超えたと言われているところです。

また日本では、本人よりも介護難民になることを心配する家族が希望する例が多いと言われています。というのも、長期入院が見込まれる場合、医療行為である末梢点滴を続けて入院を続けるか、胃瘻を造設して介護施設に転院するかという選択に迫られる場面が、患者・家族に突きつけられるからです。単純な原則論では解決できませんが、少なくとも、胃瘻も、状態が改善して経口摂取可能になれば抜くことができること、意識があればほとんど不要であることを、倉澤医師のお話から、しっかり理解しておきたいところです。

そして倉澤医師の「ケアポートみまき」では、この後もどんどん胃瘻抜去をした在宅患者や特養入所者が続き、現在、症状が食欲不振だけで、食べることができる方で胃瘻を造設している方は一人もいないのです。（胃瘻や経管栄養については後でも触れるつもりです）

2. Bさん

初めてBさんにお会いしたのは診療所に赴任した翌月、2000.07に往診を依頼され、お宅に伺った時でした。

前所長の時に、急激な食欲の低下と下腿の浮腫で診療所を受診（1999.08、86歳）、「エンシュア・リキッド」という経管栄養剤（食事代用栄養剤）の投与を受け、しばらく通院して、症状が良くなっては、受診の中断を繰り返していた患者さんです。

　往診すると、また食欲不振と浮腫が出現したとのこと、室内をぽつりぽつりとやっとの思いで歩く、元気のないお年寄りと拝見しました。この時もエンシュア・リキッドを処方したところ、よくなったのでしょうか、また受診は途切れました。

　次の往診は 2001.04 のことです。今回は痴呆症状が出現して ADL（日常生活動作）がさらに低下し、昼夜逆転した上に、妄想も生じ、歩行は不安定で、座位から立ち上がることもできず、失禁あり、介助浴で、そんな中、ご家族は大変良く介護しているとの印象を受けました。2001.12 末には、アフタ性口内炎を発症し、痛くて食べられないと、ほとんど食べなくなり、再びエンシュア・リキッドを投与することになりました。

　翌年、2002.02 のことです。89 歳になった B さんの左くるぶしに褥瘡ができたのです。褥瘡はご家族の介護や局所の治療でも一向に良くならず、2002.04 には II 度〜 III 度に悪化、足背には著明な浮腫が認められ、02.05.10 になると、転倒を機に、身体のあちらこちらが痛くて殆んど動けず、褥瘡はさらに悪化して、軟膏療法や創傷被覆材（褥瘡部分を覆って、褥瘡を保護するとともに湿潤環境において感染をコントロールしたり、滲出液を吸収したり、疼痛を緩和するもの、ドレッシング材ともいう）を使用するも、全く軽快しません。

　08.12 そのまま食欲不振が進行するとともに、褥瘡は仙骨

部、左の太もも外側（大転子部）にも新たに発症しました。それだけでなく 09.02 には意識の一般レベルが急速に低下、食欲不振も進行して、どんな献立にも顔を背けて食べるのを嫌う拒食状態となり、左太ももの褥瘡も悪化したので、同じ頃に治療をしていた A さんのこともあり、血清亜鉛値を測定すると 56μg/dl で、軽度の亜鉛欠乏状態でした。

　この間、2 週間ごとに往診をしていましたが、褥瘡はよくなるどころか悪くなる一方で、09.23 には、皮下脂肪層に深く大きくえぐれ、ついにはトンネル状になりました。先のNPUAP 褥瘡分類では最悪の IV 度です。

　この時 B さんは 89 歳という年齢に加え、半年以上にわたる褥瘡の悪化、食欲ゼロで、食事に顔を背ける拒食状態、動くこともできず、うつらうつらと傾眠傾向にもなっていたことなどから、こちらの方言でもう「ささらほうさら」の状態であるので、ご家族に「そろそろご寿命だと思います」と宣告しました。これが 09.30 のことでしたが、その前に測った血清亜鉛値が 56μg/dl と多少低値だったことが気になって、亜鉛欠乏もあるかなと、念のためプロマックを飲んでもらうようにしたのです。

　2 週間後の 10.16 の往診の時、私は我と我が目を疑うこととなりました。そろそろ寿命かと診断し、あれほど食べることを嫌っていた B さんが、目の前で茶碗一杯のおかゆを食べ、ジャム入りのヨーグルトもと、次々に口にされていたのです。ご家族に聞くと、朝には豆も餅も食べたとか。ひたす

ら驚いていた私でしたが、Ａさんのこともあるので、褥瘡のところを見せてもらうと、心なしか良くなっているように見え、カルテには「軽快しつつあり。欲目か」と書き入れました。褥瘡については、Ａさんのこともあり、多少希望的な観測もしていたのです。実際、なんとなく周辺のベロベロと湿潤していた表面が乾いて、締まってきたような印象を受けました。

10.21 プロマック投与から３週間後、それまで全く寝たきりで、殆んど動けなかったＢさんが車椅子に乗せられて、デイサービスのついでに外来を受診してきたのです。そして話すことも出来なかった人が「味が出て食べられるようになった。不味くて食べられなかった」「先生たちのお陰だ」と、実にハキハキとした口調でおっしゃって、見違えるような元気さです。褥瘡もハッキリと肉芽が出てきて、明らかに軽快してきた様子で、11.11 には、褥瘡はぐーっと締まってきて、１センチほどの細い瘻孔を残すのみとなりました（血清亜鉛値 $73\mu g/dl$）。

12.02 食欲も良好で、褥瘡はなんと治癒。家族も驚いたようですが、いちばん驚いたのは、治療をしていた私たち医療陣でした。そして翌 2003.03 食事は普通食となり、褥瘡もなく、歩くこともでき、昼間は居間でキチッと起きているなど、ADL の改善は眼を見張るものでしたから、2003.04 には往診の依頼もなくなって、訪問看護のみとなりました。

私はこれで治療終了と思っていたのですが、梅雨が始まっ

た 2003.06 プロマックの投与を中断して 2 か月目に、「仙骨部に再び褥瘡が発症した」と、診療所に受診してきました。完治と思ったのはやや早かったようですが、この時は、褥瘡があるもののお元気で、食欲もありました。血清亜鉛値が 53 μg/dl と下がっていましたから、再びプロマックの投与を開始、その 2 か月後にお見えになった時は、褥瘡もなくなっていたのでしょう。「褥瘡のところ見せてください」という私に、「お尻なんか簡単に見せるものではない」と、小憎らしく冗談交じりに拒否する元気さでした。

　返す返すも残念なのは、この間、記録として一葉の写真すら撮っていなかったことです。とは言え、今にも亡くなりそうな時に、臨床医として写真を撮らせて下さいとは、とても、とても言えませんでした。

　B さんのカルテで感じたことが、もう一つあります。2002 年まで、数度、診療所にお見えになっては、すぐ来院が中断しています。その時はいずれも治療として「エンシュア・リキッド」が投与されていました。これには食事栄養代用剤（経管栄養剤）としては珍しく、亜鉛が相当量（250cc 中 3.75mg）含まれているのです。この亜鉛のおかげで、しばらくは状態が良くなっていたのではないでしょうか。

　当時、この経管栄養剤を販売していた日本の製薬会社は、亜鉛含有の意味を知りませんでした。医師たちも国も、亜鉛の重要性を知らなかったので、無理もありません。私の高

校時代（長野県立上田松尾高等学校）の同期生でスチュワーデスとなり、米国人と結婚されて長く米国に暮らした友が、1970年代に『米国で奇病が流行し、その原因に亜鉛が関連している』と、亜鉛が話題になった事実を教えてくれました。ただ、米国の医療界でも亜鉛欠乏症の事実はなかなか正式には認められず、結果として米国では種々の亜鉛含有のサプリメントが流行するようになったとのことです。

　プラサドのこと、あとで触れるNHANES Ⅱというアメリカでの血清亜鉛の疫学調査のこと、エンシュア・リキッドという経管栄養剤のこと、そして、サプリメントの流行のことなど、医学・医療の進歩発展の歴史の一コマとして興味深いことです。

　さらに付け加えると、貧血などの治療の時には、鉄の不足として貯蔵鉄の分量を示すフェリチンという、ヘモグロビンとは別の指標があります。Bさんがプロマックを中断して約2か月目に再び褥瘡を発症したのは、亜鉛が充分に補充されずに、体内の亜鉛がまだ不足していた時期に補充を中断したためと思われ、亜鉛でも、多分、体内での貯蔵量が問題になるはずです。その時、貯蔵亜鉛の充足状態やその指標が見つかれば、いつまでプロマックを投与すれば良いかの判断も明快になると思われます。その指標はまだ見つかっていませんが、亜鉛補充療法と血清亜鉛値の変動を捉えることで、充足か否かを推測することは、今でも可能となっています。

　とにかく、亜鉛投与を中断したらすぐ褥瘡が再発したので

すから、亜鉛不足と褥瘡の関係はもとより、亜鉛の貯蔵能力が人間は低いのではないかとも推察され、健康維持のために亜鉛をコンスタントに摂取する必要があるのかも知れません。

＊Bさんご本人は2006年12月18日、95歳でお亡くなりになりました。その1週間前まで、しっかり食事を摂られ、褥瘡もなく、普通に生活されていたことをつけ加えさせていただきます。

【インタビュアーから】「エンシュア・リキッド」

　医療用医薬品で唯一の高エネルギータイプの経管経腸栄養剤（1.0kcal/mL）で、食事が摂れない時に用いる総合栄養剤です。投与時間の短縮や投与容量を減らしたい患者さんなど、効率的な栄養摂取に適しています。経腸栄養剤と言われるのは腸からも直接吸収できるためで、口から飲めないときには鼻からチューブで注入されることもあります。患者さんの多様な嗜好に応えるためバニラなど6種類のフレーバーがあり、けっこう甘めの栄養剤です。国内シェアも高く、東日本大震災の時には、製缶メーカーが被害を受けたため、供給がストップする恐れがあると、一時、大騒ぎになったほどです。糖、脂質、タンパク質、ビタミン、電解質ミネラルとともに、微量元素では亜鉛、鉄、銅、マンガンを含んでいます。亜鉛量は3.75mg/250ml（1缶）です。

3. Ｃさん

　最初に診察所にお見えになったのは1999年1月、彼女が86歳の時でした。

　様々な不定愁訴を訴えられる方を病院でいくら検査をしても、原因や臓器的な異常が発見できないことは、珍しくありません。Ｃさんは、後から考えると、亜鉛欠乏症の典型的な症状である食欲不振、うつ様の精神症状、ADLの低下、続発する下痢などで二度も入院し、その度にありとあらゆる検査を受けたものの、殆ど何の異常も発見されなかったという、典型のような方でした。

　カルテを見ると、1999.01でのＣさんには、高脂血症や狭心症などの持病があり、他の病院や医院で多量の投薬を受けていましたが、加えて食欲不振で食べられないと受診して来られました。しかし、内視鏡検査をしても異常は発見できずに、治療としては胃薬アセナリン（2000年販売中止）などの追加投与というお定まりの結果となりました。

　99.02には食欲がなく「食べても下に降りていかない」という訴えがあり、99.03の「喉に引っかかるようだ」との訴えなど、後で考えると、典型的な亜鉛欠乏症の口腔・咽頭症状の咽頭の異常を感じさせる訴えに加えて、春になって、不眠、不安、ふるえの症状を訴えた結果、眠剤や精神安定剤などが追加されたばかりか、夏にはまたもや食欲不振を主訴として入院。諸検査で異常が発見されなかったため、鬱を疑っ

た医師から、精神安定剤のほか、抗不安薬、睡眠薬などが新しく加わりました。

　その結果、ほとんど寝たきり状態となり、診療所では往診で対応することになりました。ご本人は、「どこが悪いのかわかりませんが、とにかく具合が悪いのです」と訴えていましたが、99.08 になって下痢が続くようになり、再度の入院。大腸内視鏡などの検査を受けたものの、やはり異常は見つからず、その後は寝たきりのまま、何とか小康状態を保っていました。

　私が赴任する 1 か月前の 2000.05 には、口内が苦くてからくてと、歯科を受診。この時も口腔内に特別の所見は認められず。紫色のピオクタニンチンキや口腔洗浄剤などが処方されたものの、何の効果もみられなかったそうです。診療所では、とにかくこれまで処方された薬があまりにも多いので、効果の定かでない薬剤の削減を、治療の一環として始めていました。

　私の初めての往診は 2000.07 のことでした。その時 C さんは舌がからくて、痛くて、食事が摂れないので、点滴をして欲しい、胸が清々しない、と訴えていました。その後も往診の度に、口の中もからくて、痛くて、食欲もない。特に、舌の先端が痛い、口や歯が気持ち悪い、歯がおかしいと、舌をベロベロと動かしては、矢継ぎ早に訴えるのですが、いくら丹念に拝見しても、舌や口腔内に肉眼的な異常所見は認められませんでした。

　ただ、訴えの中心である「舌の痛み」〜舌痛症については、当時の成書「今日の治療指針」に、治療方針が書かれていました。それに沿って向精神薬、うつ病薬、ステロイド軟膏、2、3の漢方薬などを試しましたが、何の効果もありません。往診の度に、舌をベロベロと動かしては舌の痛みを訴えられる患者さんを前に、何一つ方策がないままの月2回の往診は、身勝手なことを言わせていただくと、医師として本当に苦痛でした。実際、Cさんの舌をよく診ても何の変化もみられず、有効な手立てがないまま、2000年、2001年と、苦痛が和らげられることなく、無為に過ぎていったのです。

　変化があったのは、AさんとBさんの症例を経験した2002年秋のことでした。カルテを見ると、Cさんにも、食べ物が美味しくないとか食欲がないという、AさんBさんと同じような訴えがありました。Cさんの舌の痛みや口腔の違和感も、亜鉛が欠乏しているからかもしれない。『もしかして舌痛症も亜鉛欠乏か？』と考え、血清亜鉛値を測ってみると、案の定、55μg/dlしかありません。「どうも亜鉛不足らしいから、プロマックを飲んでもらおう」、そう決めたのが02.11.12でした。

　11.26、2週間後の往診日の時、ご家族が「最近、おばあちゃんは舌が痛いと訴えなくなりました」といいます。「本当！」と思い、ご本人に確かめると、うなずきながら、「これまで舌がザラザラして食事がまずかった。まずいのは今も同じだけれど、舌の痛みはありません」でも、これまでずっとベロ

ベロと動かしていたせいか「舌が自然に動いて困る」と、おっしゃいます。そして、1か月後の12.26の往診日には、「おかげさまで味も美味しく感じられるようになりました」と、深々とお辞儀をされたのでした（血清亜鉛値73 μg/dl）。

　その後もプロマックは継続して投与しました。そのせいか2003年、2004年、2005年、2006年と、あれほど様々な訴えをされていたCさんは、舌痛も食欲不振も下痢もなく、つまりなんの訴えもされないままお元気に過ごされ、昔、大量に服用していた多種多量の薬も、不要と思われる薬をひとつひとつ除いた結果、最後は便秘薬とプロマックとバファリンだけになりました。そして「ケアポートみまき」の特別養護老人ホームに入所された2006年の血清亜鉛値は、99 μg/dlまで増えていました。

　臨床医として思うのは、Cさんが舌の痛みなどに苦しまれてきた年月の長さです。もちろん「舌痛症」は、現在、除外診断の結果つけられる病名ということになっています。除外しなくてはいけない疾患もたくさんあり、診断にも時間がかかります。ただその中で、栄養素の不足という項目は、あまりにも軽くみられ過ぎているのではないでしょうか。

　全ての舌痛症が亜鉛欠乏症だというつもりはありません。またこの後ご報告するMIMAKI Dataでも、舌痛を訴えたすべての症例を整理してはいませんが、多くの「舌痛症」を亜鉛欠乏症の視点で、私のいう論理的亜鉛補充療法を行なった結果から整理すると、少数の例外を除いて、ほとんどの舌

46

痛症はプロマック投与で、治癒またはコントロール可能と考えられます。

　この後の章や、私どもの診療所の亜鉛欠乏症のホームページを参照され、亜鉛欠乏症の視点に立って、安価で安全、且つ容易な治療の一環として、血清亜鉛値を測るなり、プロマックの投与なり、亜鉛補充療法を試みていただければ、舌痛症の地獄のような責め苦から逃れられる人も少なくないのではなかろうか、そう、喜ぶＣさんのお顔を見ながら思ったことでした。

　特に、難治の舌痛症では多剤服用例（ポリファーマシー）が多い傾向があり、原因不明の疾患として、種々の治療や薬剤が整理されないまま積み重ねられた結果である可能性もありますから、多くの患者さんを抱えている医療機関は、ぜひ亜鉛のことを検討していただきたいと考えています。

【インタビュアーから】「ポリファーマシー」

　高齢者になると持病も増えますから、複数の診療科に通い、たくさんの薬が処方されているのは、珍しいことではありません。しかし、その薬の種類が増えすぎ、ポリファーマシー（薬の飲み過ぎ）の状態になると、代謝が衰え内臓が弱っている高齢者にとって大きな負担になり、意識障害や低血糖など「薬物有害事象」も起こしかねません。2016年には日本老年薬学会もでき、高齢者の薬の飲み過ぎを防いでいく取り組みが始まっています。厚生労働省のデータによると、3割近い高齢者が10種類以上の薬を飲んでいて、6種類以上飲んでいる方に薬害有害事象が多いこと

もわかっています。

　薬の重複を防ぐために「おくすり手帳」があるのですが、患者さんが薬局ごとに使い分けていたり、医師が見なかったりして、有効な活用ができていない面も散見されます。患者から、今こんな薬を飲んでいるとか、ちょっと多すぎませんかと、医師や薬剤師に話さなくてはならない世の中になっているのかもしれません。

　「現代は医療への幻想の時代で、医師の中には、何でも治さなければならないとの強迫観念に囚われ、副作用や全体的に考えずに、目先の効果ばかりを追求する場合が少なくないことがポリファーマシーの原因の一つではないか」と、倉澤医師は警告しています。

4. D さん

　1925年生まれの男性。身長160センチ、体重38キログラム。BMI（ボディマス指数）14.84、適正体重から18キログラム以上も少ない極端な痩せ型です。

　2003.03、78歳の時に、喉の感じがおかしいと、近所の耳鼻科を受診しました。診察の結果、耳鼻科的なものではないと診断され、地域の総合病院を紹介されました。その病院で胃や大腸の内視鏡、CT に MRI と、ありとあらゆる検査を受けたものの異常は見つからず、なぜかタケプロン、ガスモチン、エクセラーゼ、エンシュア・リキッドなど、胃潰瘍や消化器系の薬剤が種々処方され、約半年、服用を続けました。しかし何の改善もなく、それどころか喉の異常に加えて食欲

もなくなったと、2003.09.09、当診療所に受診して来られました。

その時、Dさんからは「口から喉までが荒れて、口の中がざらつき、食べ物が入っていかない、味がなくて食べられない」「あんこの甘みは判るが、塩気が喉に滲みる」「キムチを食べても味がしない。ゴムを噛んでいるみたいだ」などと、後になってわかる亜鉛欠乏症の典型的な訴えをされていました。初診時の訴えも含めて、亜鉛欠乏の方で口腔咽頭症状がある方は、このような訴えをする方が多いのです。

1週間後（09.16）、血清亜鉛値が59μg/dlでしたから、早速、プロマックの投与を始めました。すると、「口内の荒れ感が治まり、食べ物が上がってこなくなった」と、諸症状がかなり急速に改善されていきました。09.29には、昔の1/2は食べられるようになったといい、その年の10.14の血清亜鉛値は103μg/dlと、ずいぶん増えています。そのおかげでしょうか、12月には、かなり食べられるようになり、体重も半年で4キロ増え、42kgとなりました。

2004.01.26には味覚検査の結果もかなり改善して、ワサビ漬けやキムチも食べられるようになり（血清亜鉛値70μg/dl）、04.04.19には大分良いというので（血清亜鉛値87μg/dl）、そろそろ治療中止を検討することになりました。

この間の血清亜鉛値の変動は、ご紹介したように、59→103→70→87μg/dlと、後でお話しする、亜鉛欠乏症の方に亜鉛補充療法をした初期及びその後の典型的な経過をた

どっており、食欲も改善、喉の違和感などもなくなって、体重も順調に増加していったのですが、味覚については、治療開始して2年半経ち、味覚検査ではかなり正常状態になっているものの、もう少しかなあという感じです。

微妙なうま味など、味には複雑な問題が絡んでいて、味覚障害は、味を感じる味蕾の細胞だけでなく、伝達路の神経細胞や神経線維、脳の味覚野の神経細胞や神経伝達物質、酵素など、さまざまなものが絡んでいる気がします。ですから、「食欲不振」は亜鉛補充療法の治療で、かなり劇的な治癒をしますが、「味覚障害」は半年とか年余、それ以上にわたる例も多く、1/4は難治で、すっきりしない傾向もあるようです。

Dさんに普段の食事内容をお聞きすると、確かに偏食の部類ではあるでしょうが、それほど極端な偏食でも、ダイエット食でもありません。それでもこんな極端な食欲不振になってしまうことに衝撃を受けました。

患者さんから問診のついでに、いろいろお話をお聞きしていると、表面には上がってこない、さまざまな問題が浮かび上がってきます。その一つがこの「食欲不振」です。病院や診療所、クリニックへ「食欲不振」を訴えて受診し、検査の結果、器質的な異常（体の内臓などが損傷を受けた結果、不具合が生じている状態）が見つからないと、「異常なし」と診断され、その後、いかに患者さんが訴えても、適当な薬が処方されるだけで放置されてしまうことが多い、ということで

す。

　胃や腸の臓器など、器質的に問題がないと診断された食欲不振の方には、短期的には摂食中枢に関わること、中長期的には消化管の動きや消化器の細胞レベルや消化酵素の活性など、いわゆる機能不全も含めて、血清亜鉛値を測り、低値の方にはもちろん、定かな原因の見つからない方にもプロマックを処方することを、ぜひ試みていただきたいと思います。器質的に異常が見られない食欲不振の方の中に、亜鉛欠乏が原因の方が大勢いらっしゃると思うからです。

【インタビュアーから】「味覚障害」

　これは決して高齢者の病気ではありません。現在は10代20代の若い世代に味覚障害が増えているのが問題となっています。

　症状はいろいろです。「何を食べても味がわからない」「料理の味が薄く感じられる」「何を食べても嫌な味に感じる」などで、知らず知らずのうちに進行し、気がついたときにはかなり症状が進んでいる場合も少なくありません。また、味の感じ方が鈍くなって、料理の味付けが濃くなったと家族から指摘されることもあります。実際と違う味に感じたり、何も口にいれていないのに苦味や渋みを感じたり、何を食べても嫌な味に感じてしまうこともあります。

　味覚を感じるのは舌の表面にある味蕾という小さな器官で、短い周期で生まれ変わっていることが特徴です。そのとき亜鉛が不足すると細胞の新陳代謝が障害され味覚障害を起こすのが、もっとも多い原因と言われています。

　東北大学の調査では65～95歳の健康な高齢者の約3人に1

人が味覚障害の状態だったこと、また大学の新入生を調べたところ、4人に1人が味覚障害だったことがわかっています。しかも本人は気がついていないことが多かったそうです。

　大事なことは、味覚障害が知らず知らずのうちに進行している場合が多いことと、何より早期発見早期治療がポイントだということです。何か変と思ったら、お近くの耳鼻咽喉科へ。

　治療の基本は、不足している亜鉛を多く摂取すること、です。亜鉛製剤が状態に応じて処方されるほか、ドライマウスなど口腔内疾患を治療したり、心因性が強い場合は抗鬱薬や抗不安薬も出されます。一番多いのは薬剤性と言われていますが、飲んでいる薬の量を変えたいときは、必ず医師に相談し、医師の指示に従ってください。

　ただ、耳鼻咽喉科も専門分化して、味覚障害を専門外とする現実もありますので、この本の知識が広まることを願っていると、倉澤医師は述べています。

　そのほか、味の濃い食材の過剰摂取やタバコの吸いすぎなどの原因の一つと言われています。心配な方には、以下の「味覚障害チェックリスト」も参考にしてください。

＊味覚障害チェックリスト

① 毎日2食以上、ファストフードやコンビニ弁当を食べている
② 四味（甘味、酸味、苦味、塩辛味）の好き嫌いが激しい
③ 激辛料理やエスニック料理が大好き
④ 唐辛子、ワサビ、胡椒など、辛い香辛料を使わないと気がすまない
⑤ アイスクリームやスナック菓子、缶詰、加工食品、インスタント食品をよく食べる
⑥ 野菜には迷わずマヨネーズ

⑦ 清涼飲料水を毎日３本以上飲む
⑧ 歯を磨くとき、舌も一緒に磨く。
- 8項目全て当てはまる〜すでに味覚障害。すぐ医師の診断を
- 4〜7項目が当てはまる〜味覚障害になる危険性80％
- 1〜3が当てはまる〜味覚障害になる危険性50％
- 8は常習、その上2項目以上当てはまる〜味覚障害になる危険性あるが、生活を改めれば防ぐことができる

（健康倶楽部のブログより）

5.「亜鉛欠乏症」の症状

　教科書などに「亜鉛欠乏症」としてよく書かれている症状には、下記のようなものがありました。

- 性的発育遅延
- 精子減少、無月経
- 発育遅延、異常
- 貧血
- 免疫低下（反復する感染症）
- 夜盲症（暗順応障害）
- 皮膚症状、脱毛
- 食欲不振、減退
- 味覚障害（味覚異常）
- 嗅覚異常
- 下痢（反復性、持続性）
- 創傷治癒遅延

- 精神状態の異常
- 行動異常

　一方、私たちが、この「ケアポートみまき」での日頃の臨床で、実際に経験したものを上げると、

1. 味覚障害（味覚異常、無味、口内の渋み、苦味）
2. 食欲不振（食欲減退、少食〜食事拒否）
3. 舌痛症（ヒリヒリ、ピリピリ〜やけどのような痛み）
4. 舌、口腔咽頭症状（ガサガサ感、ザラザラ感、ゴムを噛むような感覚、飲み込みにくさ、何かが上がってくる感じ）
5. 下痢（反復性、持続性）
6. 嗅覚障害
7. 貧血
8. 元気度の減衰
9. 褥瘡（発症と治癒遅延）
10. 掻痒症、皮疹に伴う痒疹（老人性皮膚掻痒症など）
11. 高齢者の脆弱な皮膚（菲薄、表皮内出血、水疱、易剥皮、爪異常）
12. 掻痒を伴う角化傾向の強い皮疹（手掌角化症、尋常性乾癬など）
13. 慢性湿疹様の肥厚の強い皮疹
14. 非細菌性水疱、膿疱形成の皮疹（掌蹠膿疱症、類天疱瘡様皮膚疾患など）

15. 口腔周辺の皮膚、粘膜疹（口角炎、アフタ性口角炎）などがあり、教科書の亜鉛欠乏症の症状と合致するのは、1.2. 5. 6. 7. 10といったところです。

　私どもの診療所の性格や立地条件として、「性的発育遅延」「精子減少、無月経」「発育遅延、異常」「免疫低下（反復する感染症）」「脱毛」「夜盲症（暗順応障害）」「腸性肢端皮膚炎」などの欠乏症状は経験しておりません。その一方、1.「味覚異常」2.「褥瘡」3.「食欲不振」4.「舌痛症を含む舌・口腔咽頭症状」、5.「老人性皮膚掻痒症や痒疹、種々多彩な皮膚症状・皮膚疾患」という、私が言う五主要亜鉛欠乏症群はかなり遭遇しましたし、6.その他「慢性の下痢」や「貧血」なども、時に認められます。あまりに多彩な欠乏症状ですし、まだまだ予測される症状や未知の症状もあるでしょうから、この様に大まかに整理すると多彩な欠乏症状群を記憶しやすいのかも知れません。

　また、8に「元気度の減衰」とあるのは、私ども独自のカテゴリーで、亜鉛補充療法をして状態が改善した患者さんのご様子を見ると、肉体的にも精神的にも以前より「元気度」が上がり、傍目にも「お元気」になられていることを示したものです。

　さらに、他の欠乏症の症状でお見えになった患者さんに亜鉛補充療法をしたところ、別の症状も良くなって、ああ、これも潜在的な亜鉛欠乏の症状だったのかと気づかされること

も多々あります。

　口腔咽頭症状と口内炎があった患者さんにプロマックの投与をしたところ、「長年、ずっと日常的な下痢で、旅行にも行けなかったのが、治って本当によかった」と感謝されたり、お年寄りの脆弱な皮膚症状の治療中に、「貧血がすっかりなくなった」と言われたりで、多彩な症状ゆえに芋づる式に次々と関連が判明して、亜鉛欠乏症の症状や影響は、症例が集まるにつれ留まるところがないように感じます。

　もちろん、先達のご指摘のように、あれもこれもというと眉唾物とされる可能性があり、それなりの症例を集めてからと考えているのですが、ある種の疲労感や、いわゆるリウマチなどの慢性疼痛も、また、臓器に含まれる亜鉛の集積状況から、生殖機能や味覚や嗅覚障害と同じく、加齢黄斑変性のような眼科的疾患の原因となっている可能性も、そして多くの未知の症状・疾患があるだろうことも、心に留め置きたいと考えています。

　そして、日々の臨床で注意したいのは、亜鉛欠乏症がこのような多彩な欠乏症状を示すことと、その欠乏症状の多くが他の病気でも起こりうる一般的症状でもあるので、本人も医師も、亜鉛欠乏症だと気づかないことが多い、ということです。

6. なぜ患者が多数で症状がかくも多彩なのか

亜鉛の働きについて、教科書には、

- 発育や成長を助ける
- インスリン（血糖値を下げることができる唯一のホルモン、糖尿病で有名）を合成するのにも必要。
- 全身のあらゆる細胞に存在し、侵入してきた細菌やウイルスを撃退する免疫力を保つのにも役立っている。
- 生殖機能を保つ。
- 健康な皮膚を保って脱毛を防ぐ。
- タンパク質や DNA を合成するのにも不可欠ですから、妊娠中は無論、乳児期や小児期の体が存分に発育（特に身長の伸び）するためにも亜鉛は必要。
- 肝臓の働きを保つ
- 創傷治療にも有効
- 適正な味覚・嗅覚の維持にも重要

などと書いてあります。

しかし、私たちが亜鉛欠乏症のさまざまな症状を、症例報告というかたちで、学会やその研究会などで報告し始めた当初、参加者からよく質問されたのが、一つの物質、しかも体内にわずか2〜3グラムしかない物質の欠乏症などあり得ないし、あるとしても、たった一つの元素の不足で、そんなに多くの症状が出るはずがない、という言葉でした。

医学の文献・成書には、以前から亜鉛欠乏症になると様々

な症状が出ることは記載されてはいましたが、そんな質問が出るのは、私もそうでしたが、あの辺りの記述をあまりお読みになっていなかったからかもしれませんし、稀れにしかない病気と考えられていたからかもしれません。しかし、時代は大きく変わりました。

今、亜鉛など微量ミネラル欠乏症が、少しずつたくさんのメディアに取り上げられるようになり、世の関心を引いています。私も日本臨床内科学会や日本褥瘡学会や日本皮膚科学会、日本口腔外科学会や検査などの臨床系学会、日本微量元素学会や日本農芸化学学会等などの基礎系の学会、日本土壌肥料学会の様な食糧生産や栄養関係等の諸学会や大学、医師会などの研究会・研修会等々で講演やシンポジウム、セミナーをさせていただき、立ち見さえ出るほどの盛況でした。ずっと亜鉛欠乏症という多彩な状態があることを訴えてきた私にとって、これは本当に嬉しい流れです。

ただ患者さんの中には、いまでも遠く関東や大阪などから受診される方がいますし、近くのどの医者も相手にしてくれないと、インターネットを通じて訴えて来られる患者さんも大勢います。亜鉛含有胃潰瘍薬プロマックが10年以上も前に保険適用とされた長野県下からも、いや、私たちの膝元である佐久地方からさえも、どこの医療機関にかかっても治らないと言って、やってこられます。

多くの医師に、亜鉛欠乏症についての知識と、亜鉛欠乏症ではないかと疑い気づく感性さえあれば、多くの患者さんた

ちに簡単で安価、かつ安全な亜鉛補充療法で、容易にその苦悩から解放してあげられるのに。そう思うと、嬉しがってもいられません。まだまだなのです。道ははるか先まで続いているのです。

　栄養学は、基礎の生化学系の１講座として存在しても、私たち多くの医師は、いわゆる臨床栄養学を大学の講義の形できちんと学んだことはありません。

　私の場合は外科医長をやっていた時に、手術後、食べられなくなってしまった（外科は一時食べられなくしてしまうことが多い科ですが）患者さんたちに、できるだけ代替の栄養補給が与えられるよう、水と電解質の輸液や、糖尿病術後管理の輸液療法や、今でいう高カロリー栄養輸液法や「経静脈栄養剤」の開発を試み、低栄養状態の患者さんや高齢者の方々の手術に道を開いた経験から、それなりの知識が自然に蓄積されていった経緯がありました。

　飽食の時代だから微量ミネラルの不足などないというのは、現実を見誤った、傲慢で間違った見識です。飽食の時代だからこそ、かなりの国民が知らず知らずのうちに、新たなミネラル不足に陥っているのです。野菜に含まれるミネラルの量は50年前の２分の１から３分の１しかないとも言われます。化成肥料を多用し、微量成分を十分に植物が補給することなく収穫してしまう現代農業の弊害かもしれません。土質そのものも変化していると言われています。

さらに、豆類、小魚、海藻など、ミネラル豊富と言われる食材の多くは、いまのお母様たちや子供たちから敬遠されがちですし、いまの若者やお子さんたちが大好きなファストフードなどには、亜鉛の吸収を阻害する食品添加物がたっぷり含まれています。だからこそ、若い世代に生活習慣病や「味覚障害」などがふえているのです。さらに最近、薬剤が問題となっています。治療医療の他に予防医療として、慢性継続的に投与されている諸薬剤の中に亜鉛の吸収・排泄などに関係する薬剤がどうも多数あるらしく、ことに多剤服用者では、その中の幾つかの薬剤が関与する確率が高く、特に、難治性の欠乏症を発症させている可能性が高いと考えられます。

　欠乏症だけではありません。逆の現象も見られます。サプリメントその他で、耐用上限量（習慣的にこの値を超えて摂取すると、過剰症による潜在的な健康障害のリスクが高まる量）を超えて摂取したりして、過剰症が発症している可能性もあります。（ただ、亜鉛に限ると、あくまでもこれは「恐れ」です。亜鉛の急性中毒は偶発的な曝露の時だけで、通常の薬用量では慢性中毒の報告はないからです。亜鉛は極めて安全域の広い必須微量金属元素なのです）これも、自身の健康についての正確な知識がなかったり、ミネラルの存在について無関心な今の世相が引き起こしているもので、問題の裏と表の関係です。

　さて、なぜ症状が多彩なのかということですが、私が考え

る第一原因は、亜鉛が「酵素の成分になったり、酵素を働かせること」にあるのではないかということです。

　酵素は、私たちの体の中に、ある反応を引き起こすためにたくさん存在している必須タンパク質です。特徴は、特定の反応を助ける特定の、つまり１対１関係の「触媒」だということと、一つの反応にしか対応しないということ、さらに言えば、限られた条件下でなければ働かないという特徴も合わせ持っています。

　体内にはおよそ5000もの酵素があると言われ、このたくさんの反応で、私たちは摂取した栄養素からエネルギーを作り出し、活動しています。これら酵素のうち、亜鉛が関係している「亜鉛酵素」が300種以上あります。この後イヤというほど出てくるアルカリフォスホターゼ（ALP）をはじめ、細胞分裂の時に働くDNAポリメラーゼ（転写酵素）、アルコール脱水素酵素などがその代表ですが、亜鉛が欠乏すると、これら多数の酵素の働きが悪くなって、結果的に多彩な症状が起こってしまうのではないでしょうか。

　二つ目の原因は、亜鉛が「情報伝達」に関わっていることだと思います。

　私たちの体は新陳代謝で、日々入れ替わっています。生きるとは入れ替わることと言ってもよく、胃腸の細胞は約５日、心臓は22日、皮膚は28日、筋肉や肝臓は２か月、そして、骨は３か月周期で入れ替わっています。この入れ替わりは古い細胞が死んで、新しい細胞に置き換わるという形で

進みますが、この時、恒常性（全く別の生き物になったら大変ですから）を維持するために、さまざまな情報が正確に伝達されています。この過程にも亜鉛はDNAポリメラーゼやRNAポリメラーゼという転写酵素を通じて大いに関わっていますから、細胞再生には欠かせないミネラルであり、外科手術後の傷の回復には、充分な量の亜鉛が必要と言われているほどです。

　免疫力に関しても、小児肺炎の死亡率が亜鉛投与することで減少したり、高齢者の呼吸器感染で亜鉛投与が有効であることが、世界各地で実施された調査・研究によって証明されつつあります。実際、多くの高齢者を死に至らしめている老人性肺炎の予防と重症化の防止に亜鉛投与は有効ですから、リスクの高い後期高齢者は、日頃から亜鉛をしっかり摂って、欠乏症にならないように留意すべきだといわれているのです。

【インタビュアーから 】
その他の亜鉛の働き
・免疫システムと創傷治癒
　上記にもあるように、免疫システムが働くのに亜鉛が必要です。亜鉛の摂取量の少ない発展途上国に小児や高齢者は、肺炎など感染症にかかるリスクが高くなります。
・下痢
　発展途上国の小児はしばしば下痢で死亡します。研究から、亜鉛のサプリメントが、亜鉛欠乏や栄養不良の小児の下痢症状を

緩和し、期間を短縮する上で有効ということが示されています。

• **感冒**

風邪にかかって 24 時間以内に亜鉛トローチやシロップを飲む
と回復が早くなり、症状の軽減に役立つことが、一部の研究か
ら示唆されています。

• **加齢黄斑変性（AMD）**

徐々に視力障害を引き起こし、失明にも繋がる病気です。研究
では、初期の AMD が悪化して進行性にならないようにするた
め、亜鉛が役立つことが示されています。亜鉛、ビタミン C、
ビタミン E、βカロチン、および銅を含むサプリメントを 6 年
間飲み続けた高齢者は、飲まなかった高齢者に比べて、進行性
AMD を発症する可能性が低く、視力障害も少なかったのです。
亜鉛だけ含むサプリメントを飲んだ場合も、進行性 AMD を発
症する可能性が低いことがわかっています。

（厚生労働省「統合医療」に係る情報発信より）

7. なぜ亜鉛不足になるのか

　元素である亜鉛を作ることは出来ませんから、私たちは食
べ物から摂るしかありません。体内にある亜鉛は成人男子で
約 2 グラム、そして「日本人の食事摂取基準（2015 年版）」に
よれば、推奨される 1 日の摂取量は成人男子で 10mg、成人
女性で 8mg（妊婦は +2mg、授乳中は +3mg）となっています。

　問題は平成 27 年の「国民健康・栄養調査報告」を見ても、
男女とも 20 歳以降で、亜鉛がはっきり不足していることで、
特に、妊婦（推奨量 10mg/ 日のところ 7.6）、授乳婦（推奨量

11mg/日のところ8.2）で、摂取量は、著しく少なくなっています。

　食べ物で摂るしかない亜鉛が不足するとしたら、その理由は次の5つです。

　1つは「摂取不足」。摂る量が足りなければ、当然、不足します。

　2つめは「吸収不足」。食べたものにはちゃんとあるのに、それがきちんと吸収されなかった場合です。

　3つめは「需要増大」。使うほうが増えたため、従来の量では足りなくなったわけです。

　そして4つめが「排泄増加」。出るほうがふえた場合で、さらに仮説ですが、5つめとして亜鉛の「不活化」、があるのでないかと、私は考えています。

　私は診たことがありませんが、皮膚科の教科書に唯一出てくる亜鉛欠乏の病気に、「腸性肢端皮膚炎」があります。赤ちゃんや乳児に皮膚炎や下痢、脱毛を起こす稀な病気で、先天性の場合（吸収不足でしょう）と、母乳の亜鉛不足のために発症する後天的な場合がある（摂取不足です）と言われています。以前は重症感染症のため成人になる前に多くが亡くなっていましたが、亜鉛補充療法が有効とわかってから、そんなことはなくなりました。

　大人でも、激しいダイエットをして食事量がうんと減ったり、ひどい偏食を続けていると、亜鉛不足を起こす可能性があります。特に亜鉛が多く含まれているのは肉類や魚類です

から、あまりに厳しい菜食主義などをすると、不足する恐れ
があるのです。

　さらに、食べ物の成分の中に、腸からの亜鉛吸収を阻害す
るものがあります。よく知られているのが冒頭のイランの小
人症でも出た「フィチン酸」です。コーヒー、オレンジジュー
ス、カルシウム、未精製の小麦や穀類、豆類に多く含まれて
いるほか（白米は炊飯することで多くが分解されますから大
丈夫）、変色変質を防ぎ、保存性をよくするための食品添加
物としてファストフードやジャンクフードにたくさん使われ
ていますから、これらを過剰に摂っていると、食べ物の中に
いくら亜鉛が含まれていても、ちゃんと吸収できないで不足
状態になる恐れがあります（必須ミネラルの摂取量が著しく
少ない食事で、フィチン酸が大量にあった場合）。

　病気が原因で吸収不足になる場合もあります。慢性肝炎や
肝硬変といった肝臓病、クローン病や腸管を手術で切除した
ときには、腸からの吸収がうまくいかなくなる恐れがありま
すし、抗生物質など一部の薬では、亜鉛と結合して消化管か
らの吸収を妨げる（キレート作用と言います）ものがあるこ
とが報告されています。また、肝臓病、糖尿病、腎臓病、透
析を受けている人などは尿や透析液からの亜鉛の排泄が増え
て不足になる可能性があるほか、治療に使われる薬（関節リ
ウマチ、パーキンソン病、痛風、糖尿病、鬱など）の長期使
用によっても亜鉛不足になる可能性が教科書的、一般的には
指摘されています。

確かに、長期薬剤使用者や特に多剤服用症例の中には、血清亜鉛値が低値のみでなく異常に高低不安定にばらつき、且つ亜鉛補充療法でも難治の欠乏症例をしばしば経験します。キレートが腸管内で生じて吸収障害による亜鉛欠乏症が生ずると同じく、強固なキレート形成が体内で生じた場合、亜鉛が生物学的に不活化状態となり、高血清亜鉛値の亜鉛欠乏症が発症するのでないかとも考えています。体内で長期間作用する薬剤のキレート形成作用の検討は、ぜひ必要です。

　さらに高齢者には、高齢者特有の状態が加わります。肝臓病や糖尿病など、亜鉛不足を招きやすい慢性の持病も多いし、食も細くなります（この症状が不足状態かもしれませんが）。上記のような薬をずっとのみ続けている方も少なくありませんから、いつ亜鉛不足が起こっても不思議ではないのです。（経管栄養などの場合、使用するものに亜鉛が入っていないものや少ないものもあります）

　また、老化現象と微量金属欠乏症には似たところが多いと言ったほうがいいかもしれません。

　その一つが感染症です。いまの新型コロナ感染症の報道でイヤというほど指摘されていることですが、高齢者は感染に対する抵抗力が弱く、容易に呼吸器感染を起こし、急激に悪化します。感染の予防や治療には、亜鉛を適切に保つことが重要です。

　二つ目が患者数約1000万人と言われる骨粗鬆症です。高齢者が大腿骨頸部を骨折すると、急激に死亡率が上昇するの

は、WHOのレポート通りです。骨を丈夫にするにはどうするか。実は、ここでも亜鉛がキーなのです。

骨量がなかなか増えないグループに2年間、プロマック34mgを飲んでもらった経過観察レポートがあります。するとプロマックを飲んだ群だけ骨量が増えたと報告されたのです。

ですから高齢者は、特に亜鉛欠乏症に注意しなくてはなりません。亜鉛欠乏に傾きやすく、成人に必要とされる15mg、いやそれ以上の亜鉛を日々とり続ける必要があるのです。

お話ししてきたように、亜鉛不足になるには多くの原因のあることがお分かりかと思います。

現在、魚介類など一部を除いて、肉、穀類、野菜など大部分の食料は、すべて大地から取れます。現在の多数の亜鉛欠病患者さんや亜鉛不足の方々の存在は、多くの食糧に含まれる亜鉛の含有量が、何らかの原因で徐々に減少してきているからではないでしょうか。

本書では亜鉛を中心に述べていますが、微量で科学的にはまだよく判っていないものの、生物・生命にとって必要な多くのものが、亜鉛同様に軽視され、徐々に失われつつあるのではないか、亜鉛はその代表ではないかと私は考えています。

亜鉛欠乏症の主要な症状は、極度の食思不振、味覚障害、活動性の低下、抑うつ傾向、褥瘡などで、どれも老化現象と

区別がつきにくいものばかりです。老衰だと放置されている中に、亜鉛補充療法をすると、見違えるように元気になった例もありますから、医師もケアする人たちも、いつも亜鉛欠乏を疑って、血清亜鉛値を測ることが必要なのです。

【インタビュアーから】

　興味深い症例のいくつかをご紹介させていただきました。もちろんこれは、倉澤医師が扱われた症例の、ごく一部です。

　たしかに、倉澤医師に忠告された方がおっしゃっているように、「これも治った」「あれも治った」という論法は、なかなか人の理解を得られません。それも当然で、そんな論法で書かれた「トンデモ本」が、これまで、まさに掃いて捨てるほど出版され、多くの方に具体的な被害を与えてきたからです。そういうものとは違うことを、どう説得力を持たせて、これからお話ししていただくかが、編集者としての私の最大の問題です。それをきっちりやり遂げないと、2002年以来の倉澤隆平医師のお仕事が無になってしまい、亜鉛補充療法さえしていれば苦痛なく安心して毎日を過ごせた人が、食欲不振や味覚異常、舌痛症、下痢、褥瘡や多彩な皮膚症状・皮膚疾患に悩み苦しむことになってしまうからです。

　そういう本にしないために、寄り道ではありますが、倉澤医師たちが実施した基礎的な疫学の仕事、これもかなりユニークで素晴らしいものですが、その仕事について、お話しさせていただきます。これは、日本で初めて行なわれた、私たちの生活で、亜鉛は本当に不足しているのか充足しているのかの実態調査の報告です。

第3章
KITAMIMAKI STUDY
（北御牧疫学調査）

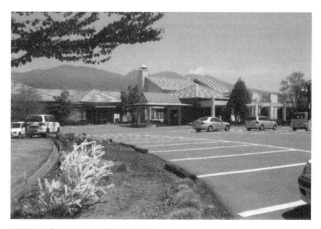

東御市立みまき温泉診療所

この診療所は、平成7年(1995年)、旧北御牧村と「ケアポートみまき」を運営する「みまき福祉会」が共同で、ケアに軸足をおいた生老病死を支え支え合う地域住民総参加の、地域医療実現を目的とした診療所として設立したもので、平成16年4月の旧東部町との合併に際し、「東御市立みまき温泉診療所」と名称を変更し、現在に至っています。

「想像を超える亜鉛欠乏者がいる」という臨床家としての私の直感は、外来患者さんや特養入所者の食欲不振や褥瘡などを診察・治療するにつれ、ますます強くなっていきました。そして「どうも村民に亜鉛不足の傾向がある、調べたほうがいいのだが」という診療所での私の話を聞きつけた村の理事者と議会が、2003年度に200万円の予算を急遽、組んでくれました。この200万円が推進装置（ブースター）となり、亜鉛欠乏症の臨床と疫学的研究が爆発的に進んだのです。

　ただ、これは旧北御牧村にとって、さほどびっくりすることでも、前代未聞のことでもありません。村に点在する温泉場の一つを中心に平成7年に作られた診療所には、「自分の空間」「自分の時間」「自分の生活スタイル」を追求した「居住空間型」全室個室の特別養護老人ホーム（66床）と25メートルプール（3コース）が併設、そこにスパやジェットバス、トレーニングセンターも完備され、ホールでは村民対象の「転倒予防講座」が毎年開かれるなど、北御牧村は、もともと医療福祉の先進地であり、全国に先駆けて「身体教育医学研究所」を開設するなど、ケアに軸足をおいた地域医療実現のため、地域住民の健康管理に先進的な考えを持っているところだったからです。（プール併存の診療所とはかなりユニークでしょう）

　その柱が全村民を対象とした「ヘルス・スクリーニング」という総合的な健診と、「健脚度測定」による健康運動指導のサポートです。膝や腰に問題のある方には、整形外科医に

よる適切な評価をした後、東御市の資産である温泉施設を最大限に利用して、高齢者でも安心して行なえる運動を指導・提供していますし、検診の結果、村民に貧血が多いことがわかると、村ぐるみですぐ食生活の改善を図るなど、首長も議会も健康とケアについて適切な考えを持つ、日本では「大変珍しい」地域でしたから、村の人たちも血液中の亜鉛を測ると聞いて、驚くような人はいなかったのです。

　そして、先のことを付け加えると、これを契機に始まった私たちの、地域住民を対象に血清亜鉛値を測るKITAMIMKI STUDY（北御牧疫学調査）の結果を受けて、信州医学振興会からの研究費や（株）ファンケルからの資金を得て、さらに規模の大きなTOMI STUDY（東御疫学調査）及び栄養調査などが実施され、それがさらには国保中央会からの資金で実施されたNAGANO STUDY（長野疫学調査）へと繋がり、亜鉛欠乏の実態が明らかになっていったのです。これら三つの研究（疫学的調査）が、日本初の試みだったことも付け加えなくてはなりません。

1. 北御牧スタディ（北御牧村疫学調査）

　KITAMIMAKI STUDY（北御牧村疫学調査）を実行するにあたってまず考えたのは、住民の方々の負担をなるべく少なく、かつ、なるべく多階層の方々をもれなく検査するには、どんな調査デザインにすればいいか、ということでした。日本全国どこにでもあるような、ごく普通の村ですから、お

子さんからお年寄りまで、あらゆる年齢層の方が暮らしています。

　そこで、村内の学校に通う小学生（227名）と中学生（120名）は学校での貧血調査の時に、役場職員（130名）とケアポート職員（86名）は職場検診の時、そして、毎年行なわれている村民の住民検診（ヘルス・スクリーニング）受検者751名はその検診時、また、生きがいデイサービス利用者39名、デイサービス利用者（介護保険対象者）16名、ケアポートみまきの入所者（19名）診療所一般受診者（亜鉛欠乏患者を除く）43名は診療所で採血する時に、それぞれ1～2mlの追加というデザインで実施することになりました。予定人数1431人。村外の高校に通う高校生についても調査をしたかったのですが、学校の保健師と相談するも承諾を得ることができず、年齢構成に穴ができてしまったのは残念なことでした。

　その結果です。予想以上だったのが、検査の時間による血清亜鉛値の違いでした。午前中に検査した群とくらべると、値は午後のほうが明らかに低く、そのため一般成人の血清亜鉛濃度の比較についての以後の考察は「午前中検査群」について行なうことにしました。（小学校の学校検診で、低学年は早い時間でしたが、高学年は遅い時間となり給食を食べていました。ただ、この2群を見ても、特別の不連続性はなく、食による影響は示されていません）

　ということで、北御牧疫学調査での午前検査群は小・中学

生 347 名、成人 518 人となりました。年代ごとに血清亜鉛値の平均値をみていくと、

6 ～ 7 歳	82.9 ± 10.9 µg/dl
中学生	92.9 ± 10.2（平均年齢 13.1 歳）
20 ～ 39 歳	81.5 ± 13.6
40 ～ 59 歳	78.8 ± 11.6
60 ～ 69 歳	76.6 ± 9.6
70 ～ 79 歳	70.3 ± 10.3
80 歳以上	65.0 ± 10.6

となって、中学生群をピークに、成人群では、加齢とともに平均の血清亜鉛値が明らかに低下していくこと、基準値（当時）の最低値とされている 65 µg/dl より低値に位置する方が全成人 518 人中 95 人と、なんと約 18.3 ％もいることがわかりました。私が危惧していた通り、亜鉛欠乏者が相当数いることが立証できたのです。

さらに、いわゆる基準値は一般に健常成人の値を示すことが普通ですので、比較するには低値を示す高齢者をのぞく必要があります。（株）SRL の基準値が何歳レベルの成人群から制定されたかは不明ですが、本調査では、一応 70 歳以上を除いた午前採血群の全成人 518 人中、20 ～ 69 歳の一般成人 341 人につき検証したところ、血清亜鉛の平均値は 78.9 ± 11.6 µg/dl で、（株）SRL の基準値の平均 87.5 ± 11.2 µg/dl より、これも低値となっていることがわかりまし

た。また本検査は、以下の二つの調査同様、血清亜鉛値の測定法も測定機器も、（株）SRL の原子吸光法によったものです。

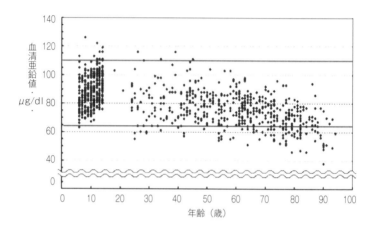

実はこの疫学調査、亜鉛の住民調査としては25年ぶりの世界で２例目で、一般地域住民を対象とした初めての調査でもあります。先の調査はアメリカで、1976 ～ 1980 年にかけて行なわれた、14700 人の調査でした（NHANES II、The second National Hearth and Nutrition Examination Survey II、第２回国民健康栄養調査）。当時、米国では鉄不足よりも亜鉛不足が問題とされていたようで、単純に比較することはできませんが、NHANES II での各年代の血清亜鉛値の平均値は、

	男性	女性
20 ～ 41 歳	93.0 ± 0.53	84.9 ± 0.55
45 ～ 64 歳	89.1 ± 0.63	84.4 ± 0.53
65 ～ 74 歳	85.6 ± 0.79	83.5 ± 0.53

となっていて、お分かりのように、米国では性差がはっきりあるなど、内容はずいぶん違うものになっています。

もちろん、アメリカとは調査の内容も食事内容なども違いますから、単純な同一視はできません。牛肉や豚肉などには、和食の食材より、亜鉛の含有量が多いのかもしれません。しかし、北御牧村村民の血清亜鉛値が基準値の平均値などと比較しても、より低値にあることは科学的な「事実」として立証できました。

【インタビュアーから】世界の亜鉛不足の状況

慈恵会医科大学柳澤裕之先生のお話では、この調査の後、アメリカでは全国民の約5％が亜鉛不足という報告がなされ、その後、欧米で約30％が亜鉛不足と報告されたそうです。しかし、そうした情報は日本国内に広まらず、亜鉛不足という現状は、倉澤医師たちが問題提起するまで放置されていたということになります。

2. TOMI STUDY と NAGANO STUDY

　私たちの KITMIMAKI STUDY（北御牧疫学調査）は、発表後、医師会や研修会、長野県国保地域医療学会、その他全国学会で、かなりの反響を呼びました。

　ただ、多くの方は、多彩な症状を示す患者さんの存在を自身の経験に照らして予想され、大きな関心を持たれても、すぐ「そもそも亜鉛欠乏の患者さんがそんなにいるはずがない、もしかすると風土病的な可能性があるのではないか」などと問い返され、面と向かってそう聞かれれば、根拠もないまま、「いいえ、それはない」などとは言えません。さらに、症状は認めるものの、「でも、測った患者さんの血清亜鉛値は正常でしたよ」と言われ、検査値を万能とする医師を前に、またまた黙ってしまうことも多かったのです。

　しかしその後、私どもに入ってくる情報を精査するにつれ、やはり風土病ではないとの確信が深まり、長野のどこか、いや、できれば長野から離れた日本のどこかで、私たちがやったのと同じレベルの調査が行なわれることを、強く望んでいました。

　その場合、いちばんのネックは、地域首長や組織の長の説得と、調査資金の調達です。そして続いて調査が決まったのが、先に調査した北御牧村と、お隣の東部町が合併してできた新生・東御市でした。これが「TOMI STUDY」です。

　北御牧スタディの流れもありましたし、新しい市の重点政策として「亜鉛欠乏対策」をあげて実行する保健師さんたち現場職員の粘り強い努力もありました。検査に携わった市の職員たちは「国も県もどこの市町村もやっていない、変わった予算執行でしょ」と笑っていましたが、たまたま（株）ファンケルから資金の調達がついたことも手伝って、実行の運びとなったのです。ただ、あまりに近傍で、もう少し離れた地域での調査がいるなあと、調査をしながら思ったことでした。

　この「TOMI STUDY」は、2005年7月から10月にかけて行なわれました。旧北御牧村とは千曲川を隔てた旧東部町地区の「ヘルス・スクリーニング」（総合的住民集団検診）の応募者819名の血清亜鉛値などを調べたもので、平均年齢は60.4歳、午前採血した血清亜鉛の平均値は77.2μg/dlで、当時公表されていた健常日本成人基準値の平均値86.9μg/dlを下回り、住民全体の血清亜鉛値が低下傾向にあること、「基準値」下限以下の人数が9.3％もあったこと、しかも、農村圏では14.5％と、1割以上の方が基準値に達していなかったことも、新たにわかりました。

　また、男性は女性よりも高値を取り、どちらも加齢とともに低下するという傾向は、先のKITAMIMAKI STUDYと同様でした。（もしかすると、加齢による血清亜鉛値の低下は、高齢になるほど、亜鉛欠乏症の割合が増えてくるためか

もしれません）

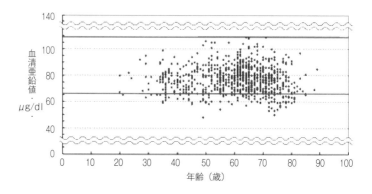

こんな私たちの活動に最初から関心を持っていたのが、長年、地域医療活動を支えてきた長野県国保連合会でした。国保中央会も研究調査費の出資を決め、県下各地に点在する7国保診療所の協力を得て、診療所を受診している患者さんの調査をすることになり、それをまとめたのが「NAGANO STUDY」です。

2005年から2006年にかけて、長野県下7国保診療所を受診している854名の血清亜鉛値を測ったNAGANO STUDY（長野疫学調査）は、検査に協力した全員が、「県下各地の診療所に通院（在宅も含む）受診している患者さん」ということから、平均年齢も73.8歳と高く、25.5%という基準値以下の人数が多いことに加え、73.1μg/dlという血清亜鉛平均値も、先の二つの調査より、さらに低い傾向を示しています。

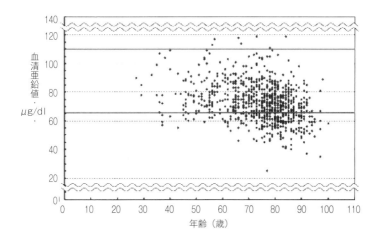

　以上、3回の疫学調査を通じて、どの調査でも基準値に満たない方が多くいたことから、私は胸を張って、「長野県民は亜鉛不足にある」ということができるようになりました。しかし、どう考えても、長野県だけが特殊な状況にあるとは思えません。何より男女とも群を抜いた長寿県であり、交通網の発達で、東京や大阪との距離は短くなる一方なのです。

　とすれば、この傾向は、日本全国に共通しているに違いない。その感を一段と深くしたのでした。

第4章
多くの症例から
見えてきたもの

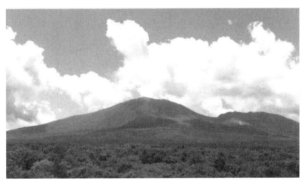

診療所から見る浅間山

欠乏症の存在に気がついた2002年以来、私たちはひたすら症例を集めてきました。地域の人はもちろん、評判を聞きつけて、遠くからわざわざお見えになる方も少なくなく、どんどん症例は増え、私たちの診療の精度は、一段と深くなりました。

　その頃をふりかえり、今でも反省かたがた、よく思い出すことがあります。

　あの当時、私たちの診療所は大いに悩んでいました。拒食で意思疎通ができない患者さん（Aさん）、食欲不振や難治の褥瘡で家族ともども困っていた患者さん（Bさん）、舌痛に口内炎や食欲不振など様々な不定愁訴を抱えた患者さん（Cさん）など、文字通りどう治療をしたらいいか悩む患者さんをたくさん抱えていたからです。

　試しに血清亜鉛を測ってみよう。そう思ったのも、取り立てて展望があったからではありません。日常の診療でなんとなく食事がまずいとか、食欲不振を感じている患者さんが意外に多いことが、何となく気になっていたのです。

　もしかして味覚障害か？　『味覚障害＝亜鉛欠乏症』との連想が意識の奥にあったのは確かに事実です。何かしなくちゃ。それはいわば一本の藁、カンダタの蜘蛛の糸でした。

　すると、幸運なことに、初期の頃、味覚障害を疑って血清亜鉛値を測定した患者さんすべて、基準値より低値の亜鉛欠乏だとわかり（「幸運なこと」の説明はあとで）、しかも亜鉛補充療法を始めると、それまでのジグザグのようだった迷走

が、嘘のように食欲不振はじめ、困っていたどの症状も、改善、治癒していったのです。

とくに胃瘻を造設されていた患者さんが次々に抜去できたことと、患者さんの褥瘡が次々に治ってきたことは、長らく在宅医療に携わってきた職員たちに、何よりも強烈な印象を与えました。そして遅まきながら、亜鉛欠乏症の文献に当たると、実に多彩な症状が発症しうることを知り、一層、亜鉛欠乏症の発見に力を注いだというわけです。

症例が集まると同時に、反省も生まれてきます。くどいようですが、ご寛恕ください。

1. 例えば、A さんの食欲不振

亜鉛補充療法を始めた当初の私の診断は「亜鉛欠乏による味覚障害」でした。

もちろん、味覚障害も多少は関係していたのかもしれませんが、今は「亜鉛欠乏による食欲不振が拒食の原因」だったと考えています。それは、その後の治療経験から、味覚障害があれほど短期間に劇的な展開を示すことは少ないけれど、食欲不振は短期間に劇的な変化を起こすことが多いとわかったからです。

A さんはその上、褥瘡が治癒して精神状態が変化し、まさに「元気」になりました。これも最初は、食べられるようになって栄養状態が改善されたため、精神状態にも元気度に

も好影響が出たのだろうと思っていましたが、Aさんの症状である食欲不振、褥瘡、精神状態、元気度の低下、その全てを亜鉛欠乏が起こしていたのではなかったかと、その後の治療経験の積み重ねから、今は思っています。Aさんの場合、「味覚障害」が合併していたのかどうかも疑問で、当時の状態では微妙な味の感じを聞き出すことなどとてもできず、定かではなかったのです。

このように亜鉛欠乏症は単独の症状のこともありますが、多くの場合、ふだん私たち医師が日頃の診療でよく目にする「一般的症状」がいくつか複合していることが多く、よく観察していると、芋づる式に次々と亜鉛欠乏の「新しい症状」を発見することができることが特徴です。

（褥瘡という表記について一言。以前は現在一般に認められている圧迫による局所の循環障害説により、外因を重視した褥創の字を使ってきましたが、本研究が進んで、亜鉛欠乏こそ主因とわかり、以後、褥瘡と表記することにしました）

2. もう一つ、Aさんの血清亜鉛値の変動

血清亜鉛値の変動の様子も、今一度、記憶にとどめていただきたいところです。Aさんの血清亜鉛値を測った順にあげますと、$42 \rightarrow 54 \rightarrow 45 \rightarrow 50 \rightarrow 56 \rightarrow 67 \mu g/dl$ という動きをしています。これは、その後何度となく経験することになる、亜鉛欠乏が改善していく時の典型的な血清亜鉛値の動きです。

投与が始まると1か月ほどでぐんと上がって、次に2か月目ごろ少し下がり、その後は徐々に上がっていくけれど、補充療法を続けても上がり続けることはなく、ある時点で上昇が止まるという動き方を、多くの症例で経験しています。

検査会社SRLが出していた65〜110μg/dlという当時の基準値は、多くの方が誤解しているような個々人の「正常値」ではなく、1976年、血清亜鉛値が原子吸光分析法で測定できるようになった当時、日立の原子吸光計Z-6100で測定した健康成人162名の血清亜鉛濃度の分析から統計的に設定された「生物学的基準（値）範囲」です。

その生物学的基準（値）範囲は、統計的に健常成人の95%がこの範囲に含まれる数値ですが、当然、上下の2.5%の健康成人が数値外に存在すること、さらに、健常成人の95%がその中に含まれるといっても、亜鉛不足の患者さんがその数値の中に＜含まれていないとは統計学では言っていない＞のです。このことが日頃、統計学に疎い一般人は当然のこと、多くの医師たちも「うっかり誤解」の元になっています。

いまでも血清亜鉛の基準値について、混乱が続いていますので、そのことについては稿を改めて述べることにしましょう。

私ども自身、理屈では判っていたつもりでしたが、この誤解の一部に陥っていて、亜鉛欠乏症患者さんの血清亜鉛値は、基準値の最低値65μg/dl以下とは言わぬまでも低値であろうと考えていました。

そんな時、血清亜鉛値が基準値内の比較的高値である88μg/dlの方がお見えになりました。ひどい褥瘡があり、問診でお聞きした経過や症状などは、それまで私が経験してきた亜鉛欠乏症に見事に当てはまります。そして試みの補充療法を始めたら、悩まれていた症状がなくなり、当然、褥瘡も治癒したのです。

　つまり、基準値内はもちろんのこと、いわゆる基準値以上の血清亜鉛値を持つ亜鉛欠乏者も、世の中に存在するのです。同時に、逆のこと、つまり基準値より低くても、亜鉛欠乏症ではない方がいらっしゃることもわかってきました。

　改めて、「群の基準値は個の正常値ではない」と気がついたことと、基準値についての医療界の常識が根本的に間違っていること、そして、私の予想以上の亜鉛欠乏者が日本にいるのだと思ったことでした。

　血清亜鉛値のこのような誤解から2010年前後には、学会や医療界で亜鉛欠乏症と血清亜鉛値の乖離のことが亜鉛欠乏症の診断上大きな問題とされ、著名な教科書にも血清亜鉛値は診断治療の指標にならないとさえ記載されていました。この混乱が、先年、新しい「基準値」や「診療指針」を決めた日本臨床栄養学会の論文など、現在も続いています。

　とにかく亜鉛欠乏症に限らないことですが、検査値の数値だけで疾病の有無を診断することは、高血圧や脂質異常症などを除いて、ほとんどあり得ません。その高血圧や脂質異常症も、本来は数値だけで診断するものではないのです。亜鉛

欠乏症も同様で、血清亜鉛値だけでは欠乏症を診断できず、確率や補充療法による血清亜鉛値の動きや症状の変化等々含めて総合的に診断をつけねばならぬこと、これも症例を重ねてきて、はっきりわかったことです。

血清亜鉛値について、これまでの経験から私たちなりの考えをまとめますと、

1. 著明な日内変動がある。
2. 血清分離時間で影響が出る、出来るだけ早期の分離が必要。
3. 加齢とともに減少の傾向がある。
4. 若人層だけに性差が見られる。
5. 補充療法を続けても亜鉛値は限りなく上昇することはない。個々人に固有の至適濃度があるのではないかと思われる。
6. そもそも血清亜鉛値が生体内のどのような亜鉛の状態を表しているのか、まだ生化学者にもわかっていない。

ということになります。

3. さらに Aさんの褥瘡について

発症した時、A さんがかなりの亜鉛不足状態だったことは間違いないでしょう。当時、医療界で亜鉛欠乏症のことがほとんど判っていなかったので無理もないことですが、それに輪をかけたのが、入院してからの亜鉛が含まれていない点

滴です。これで食欲不振がより増悪し、意思疎通もままならない、食べてくれないとなって、経鼻経管栄養となり、胃瘻が造設され、念の入ったことに、またもや亜鉛不足者には間違った亜鉛の入っていない経管注入薬（もちろん製薬業界も知識がなく無理もなかったことですが、当時は一部を除いて、そのような薬剤が多かったものです）が投与され、ますます食欲不振と亜鉛欠乏が募っていった……これはまさに「医原病」というしかありません。しかし現在も、当時ほどではありませんが、ほぼ同様のことが医療の現場では進行しています。

　「胃瘻」について、日頃から感じていることを、一言だけ言っておきましょう。それは、最近の医療者はなんと「安易に」食事を考えているのか、ということです。

　脳梗塞などで長期に入院し、その方に合わない間違った食事管理や輸液で食欲不振に陥ると、簡単に胃瘻を造設してしまう。もちろん胃瘻が経鼻経管栄養などと比べると、患者さんの苦痛も少なく、かつ腸管免疫系のメリットも活用できる方法であることに異議をはさむつもりはありませんが、内視鏡による手技が簡単なことも手伝って、あまりに簡単に胃瘻の造設がされ過ぎているのではないかと危惧するのです。

　ですから、そんな患者さんが私たちの「ケアポートみまき」に入所してくると、亜鉛補充療法だけでなく、適切な介護も加わって、胃瘻が次々と不要になっていきます。看護師の方もよく知っていますから、付き添いのご家族に、「この胃瘻

もすぐなくなりますよ、安心して」、と伝えています。実際、胃瘻を造設されて「ケアポートみまき」に入所してきた人、というごく狭い範囲の経験ではありますが、そのほとんどの患者さんの胃瘻抜去が可能となっています。つまり、意識のある患者さんの大部分には不要な胃瘻造設だったわけです。

　人間の ADL の中で最後まで残るのが「食の自立」です。胃瘻造設は、それを強引に奪い取っている所業に他なりません。その重みを関係者は実感として知るべきでしょう。

　ですから、胃瘻造設をしようと思ったら、その前に一度、このあとお話しする要領で診察し、亜鉛不足とわかったら「プロマック」を試して欲しいのです。他に原因のない食欲不振の大部分は、この亜鉛補充療法で軽快し、治癒します。これは十数年にわたって積み上げてきた私たちの実績の一つです。したがって、患者さんにも介助する人にも多大な手間と苦痛を与える、胃瘻の安易な造設には反対です。

4. Bさんの反省

　褥瘡の再発は、経験不足による完全な私の判断ミスでした。血清亜鉛値の上昇に伴って臨床症状も完治していたので、治療は完了と考えました。ところが３か月後の褥瘡の再発。結局、プロマックをいつやめればいいのかという指標が、この時にはなかったのです。

　亜鉛は皮膚の健常な生成・維持に絶対に必要な元素ですか

ら、亜鉛が不足すると、関係する諸酵素の活性が低下して健常な皮膚が作れず、皮膚の脆弱性が増加します。ですから、亜鉛が生体内に充分に充足されていない潜在的不足状態にあると、いったん褥瘡が治癒しても、亜鉛の補充を中止するとすぐ酵素の活性が低下して、健常な皮膚が維持できずに、褥瘡が再発することになりました。鉄欠乏性貧血での鉄補充療法での鉄の飽和と同じく、亜鉛にも飽和が必要と気づかされた症例でした。

　何れにしても、Bさんはプロマック以外、何の薬剤の投与もなく、家族による在宅介護の状況も、デイケアなど地域の看護介護の状態も、全く変わりはありませんでした。それなのに、数年前からしばしば出ていた食欲不振も、足背部の浮腫も、痴呆様の症状の進行も、ADLの低下や元気度の低下、それに難治の褥瘡も、全てプロマック投与の追加だけで軽快・治癒し、その後の再発もなかったというのは、大変に重要な事実を示唆する貴重な症例といえます。

　むくみは、高齢者にしばしば発症する症状ですが、亜鉛欠乏症との関係はまだ定かではありません。ただ主要な原因とされる心不全や腎不全、低栄養では説明できないむくみが確かに存在し、もしかすると亜鉛欠乏と関係があるのではという手応えを何例か経験しています。

　また褥瘡は、いったん発症すると、治癒するまでに、どうしてもそれなりの時間がかかってしまいます。そこで望まれるのが「予防」です。諸般の状況や症状、特に高齢者でしば

しば発症する皮膚の掻痒や肌痩せ状態、易発赤性や水疱の形成、剥皮傾向などの症状が見られて、亜鉛不足の傾向や潜在的亜鉛欠乏の可能性が高い時には、褥瘡予防の亜鉛補充や維持療法、または亜鉛のサプリメント投与も一策かもしれません。亜鉛補充療法で褥瘡が治癒した方々が、その後もプロマックを継続投与することで、その後の褥瘡の発生がない事例は、たくさんあります。

5. Cさん

Cさんは最も多い時期、いったい何種類何錠の薬をのんでいらっしゃったのでしょうか。薬剤の追加にまた追加処方という事態は、医療の失敗を意味します。よく我慢されていたものと思います。しかし、Cさんは例外ではなく、医療の現場では本当に多い患者さんのタイプで、これも大変に困ったことです。

長期間の舌痛症は本当につらかったことでしょう。当時は、専門書を読んでも、これだという決め手がない疾患でした。

その舌痛症が私たちの治療で1〜2週間で劇的に効果を示したというのは、これ以上ない幸運でした。ただ、その後の経験から、舌痛症が急激に治る場合はごく少なく、多くは数週から数か月以上（特に、多剤服用例ではより長期のことも）要することがわかってきました。

舌痛症は現在でも複雑な病気で、精神的なものが関与していることもあるのでしょう。ただ、診断の時に、亜鉛欠乏の可能性を考え、その可能性の強いものには亜鉛補充療法をやってみるくらいの柔軟さが、現場の臨床医にはほしいと、しみじみ思ったことでした。検査も簡単ですし、欠乏症の治療も難しくありません。

　現在は、少数、特殊な例外を除いて、大部分の舌痛症は、その基に亜鉛欠乏があると考えていますから、除外診断をする時にも、原因として真菌症や金属アレルギーや精神的なもの、心療内科的なものを考える前に、先ず、最も頻度が多く可能性の高い亜鉛欠乏症の診断除外をすべきものと考えます。

　また、先に「幸運」と言ったのは、以上、最初の3症例では、どれも亜鉛不足かと思われる多彩な症状が最初に指摘でき、それぞれの患者さんの血清亜鉛値が、いわゆる基準値の最低値65μg/dl以下だったことです。その後たくさんの症例を経験するにつれ、基準値内のかなりの高い値でも亜鉛欠乏症が存在しうることを知るようになりました。初期の症例がどれも基準値内の高い値だったとしたら、私は原因として亜鉛欠乏を考えなかったかもしれません。

　さらに、舌痛症のように元々原因が定かでなかった疾患には、多くの医師が種々の治療法を試み、効果のない治療法に上乗せの処方をされる傾向があり、多剤服用となり、血清亜鉛値が異常高値となってしまった症例もあります。亜鉛欠乏

症の診断と治療を複雑にしていることを、医師は知る必要が
あります。

6. Dさん

　彼を診察してまず驚いたのは、極端なダイエットや食事療
法をしていない人が、こんな極端な食欲不振に陥ってしまっ
ていることでした。小食、孤食、個食など、治療や予防には
個人的生活習慣や現代社会風潮も大切ですが、個人では防ぎ
得ない社会状況も検討すべきです。

　この方は味覚障害も持っていましたが、食欲不振と味覚障
害は、それぞれ独立の症状と診断し、プロマックの投与以来、
悩んでいた口腔咽頭症状はかなり改善し、食欲も出るように
なりました。

　これまでの経験で、アフタ性口内炎のような症状や口腔内
違和感の舌・口腔咽頭症状、食欲不振は比較的容易に改善す
る傾向にありますが、味覚についてはドラマティックに進ま
ないことが多いこともわかってきました。味覚検査でいかに
正常状態になっていても、ご本人は味がすっきり味わえない
という状態がけっこう長く続くのです。

7. KITAMIMAKI STUDY などについても一言

　現在でも測定ラボ（検査会社）、測定方法、測定機器など

によって検査データ、基準値などに差があります。ですから後述のISO 15189などを取得し、きちんと比較できる条件を決めない限り、一般論として、血清亜鉛値の数値だけ比較するのも避けたいと思っています。

　幸い、私たちが実施した3回の調査は、同一ラボによる同一の測定法で、測定機種も同じでした。約25年前のアメリカでの調査とも、ほぼ同じ条件と思われます。その血清亜鉛値が、健康成人から導き出された当時の「SRL」の基準値よりも、明らかに集団として低値域に分布しているのは、この25年間に何かが起こったことを想像させます。

　アメリカでも、私たちと同じような現時点での血清亜鉛値の調査はないものでしょうか。あれば、きっと同じような傾向を示しているのではないかと考えます。（亜鉛に限らず、様々なサプリメントが流行しているアメリカですから、参考にはならないかもしれませんが）

　嬉しいことに、最近、測定法に大きな進歩がありました。細かな技術論は避けますが、従来の原子吸光法は試料のタンパク濃度に影響を受けます。つまり、試料中のタンパク濃度をほぼ一定に保たなくては正確な分析ができないのです。その点、新しく開発された生化学自動分析用試薬は、試料中の亜鉛をキレート剤と化合させてできた色を比色するというもので、タンパク濃度に影響を受けない上に、検体の前処理も不要で、鉄などの金属の影響を受けず、かつ以前の原子吸光法との相関も0.996と、極めて高い検査法ですから、血清亜

鉛値の測定は、今後、この比色法が主体になりそうです。それが国内初の生化学自動分析装置用試薬である（株）シノテストのアキュラスオート Zn を使った亜鉛比色測定法で、従来のものより容易、かつ迅速に血清亜鉛値が測定できるようになったのです。その意味でも、今後の血清亜鉛値の検査は、検査誤差が少ない比色法による各検査施設の厳密な精度管理を求めたいと思います。

　この方式で測定された今後の血清亜鉛値のデータは、これまでの（株）SRL の原子吸光法方式で測定されたデータと、日本では個人的にも、歴史的にも、また国際的にも、およそ比較検討が可能です。ただ現在、（株）SRL の基準値が80 〜 130µg/dl と日本臨床栄養学会の「亜鉛欠乏症の診療指針2018」の「文献値」によって、間違った値として社会に広がっているのは、大変に困ったことであり、早急に改善しなくてはいけないことと感じています。

8. なぜ私たちは亜鉛欠乏を疑ったのか

　2005 年までの有効著効例（亜鉛欠乏症確診例）98 例の初期症状を見てみましょう。

　食欲不振と褥瘡が群を抜いて高くなっています。在宅でケアされる方には、どちらも心重くなる症状です。

　味覚障害や舌咽頭症状もあります。それに貧血、慢性下痢、嗅覚障害が続いています。

注意していただきたいのは、みんなバラバラではなく、ほとんどの場合組み合わされての訴えだということと、様々な皮膚疾患の訴えが、数量、項目とも増えていることです。

　水疱性疾患、かゆみを伴う角化性皮疹、アフタ性口内炎、口角炎など、これも亜鉛の働きを思い起こせば理解できることです。皮膚の新生・維持に、亜鉛は大いに関与しているはずで、その欠乏は皮膚症状に大いに関係あるものと、以前から注目してきました。

　ただ皮膚科では、教科書的に亜鉛欠乏症として腸性肢端皮膚炎が紹介され、そのイメージからか、亜鉛欠乏症を特殊なものと捉えているような傾向がありました。今もあるかもし

食欲不振	40
褥瘡	38
元気度の低下	17
味覚障害	16
舌咽頭症状	14
水疱性皮疹	8
アフタ性口内炎	5
口角炎	4
かゆみを伴う角化性皮疹	4
貧血	3
慢性下痢	2
嗅覚障害	1

れませんが、しかし、亜鉛の関与は間違いない事実ですし、そもそも亜鉛欠乏症は、そんな特殊なものではないことを、ご理解いただきたいと思います。

　また、私どものような一般診療所で、特殊な皮膚疾患を経験することは限られています。ただ、これまで私たちが経験した亜鉛欠乏症としての皮膚疾患には、褥瘡、口角炎、アフタ性口内炎、掌蹠膿疱症、類天疱瘡、膿疱性乾癬、老人性皮膚掻痒症、それに高齢者の脆弱な皮膚などがあり、亜鉛剤の投与で状態が改善しました。ただ、生検などはしていませんので、確定診断にはなっておりません。それも含めて、専門医の方々に追試をぜひお願いしたいと思っています。

　皮膚科的な症例を少しご紹介します。

9. Eさん

　私たちの特別養護老人ホームには、湿疹か皮膚炎かは別にして、なんらかの皮膚症状を持っている人は少なくありません。そして、これまである程度限局している皮膚炎にはステロイド軟膏などで対応していました。

　1999年に入所したEさんは、発疹はなかったものの、入所当時から体の至るところが「かゆい」「かゆい」と訴えていた方でした。

　2002.02ごろ、そのEさんの両上肢に発疹が出ました。発疹は夏をすぎると、どんどん範囲が広がり、四肢から顔面、

頭部、背中、躯幹と全身に及びました。ステロイド軟膏、ローション、抗ヒスタミン薬、抗アレルギー薬などの投与を続けましたが、よくなったかと思うと悪くなるのを繰り返し、さらに10月ごろになると発疹が角化し、ボロボロと表皮が落ちる落屑が、脇の下などにとくに目立ち、慢性の皮疹のところはどんどん硬く厚くなる苔癬化（たいせんか）が見られ、かゆみも激しいようで、いつもボリボリと掻いている状態です。いろいろな治療をしてみましたが、悪化するばかりで、状態がひどいので皮膚科医の診断を受けてもらうと、擦れるなどの皮膚刺激がきっかけで起こる「神経皮膚炎」ではないかとの診断でした。

そこでステロイド系のインファナルなどが追加され、掻くことの防止とステロイドの透過性を高める密封療法もやってみましたが、一向におさまる気配もなく、Eさんの悲惨な状態は続きました。

そして運命の2002年秋、この人も、もしかしたらと、血清亜鉛値を測ってみたのです。結果は59μg/dlと低値でしたから、2002.11.21、プロマック2錠/日の投与を開始しました。

ただ、先にご紹介した方々と違って、なかなか状態が変化してくれません。血清亜鉛値も53μg/dlと逆に低くなる有様で、「亜鉛はどこにいっているのか？　吸収障害か？」と、カルテに書き入れたほどでした。

状態の改善が見られたのは1か月半ほど経った年明けごろ

からです。最初にきれいになったのは上肢で、赤くなったところも、硬く厚くなったところも軽度になりましたし、顔も眉毛のところを残して、かなりキレイになりました。残りは躯幹でしたが、赤みが少し引いているようで「発赤軽快、欲目か」という、ホッとしたような記載がカルテに残っています。

2003.02、皮疹全体が良くなっていく様子が感じられ、Eさんの「掻く」回数が明らかに減ったと、看護師から報告がありました。この時の血清亜鉛値は62μg/dl。投与後3か月経って、やっと亜鉛値が増えてきたわけです。Eさんが掻かなくなったのはそろそろ桜が咲き出す2003.04.30のこと、血清亜鉛値は75μg/dlでした。結局、長年継続の掻痒、慢性湿疹は、亜鉛補充だけで軟膏は不要となり、かゆみの訴えもなくなりました。

その後も、Eさんのような老人性皮膚掻痒症から全身に広がるいわゆる慢性湿疹様の多くの症例が、亜鉛補充療法で軽快・治癒することを経験しています。

10. Fさん（いわゆる膿疱性乾癬か）

初診は2006年、年明け早々の1月4日のことでした。ご自宅は診療所から少々遠いのですが、私の亜鉛についての小冊子をお読みになり、意を決した面持ちでお見えになりました。初診時の年齢は70歳、女性です。

10年ほど前に信州へ移住、草いじりなどするようになったせいか、毎年のように左右の手のひらから前腕部にかけて皮疹が出るようになったそうです。最初は冬、遅くとも春になると良くなったのですが、1998年ごろからはそれもなくなり、いつも湿疹様皮疹があるような状態で、2000年に体調を崩してからは、それに加えて、舌の先端に痛みを感じるようにもなりました。

　症状が一気にひどくなったのは2005年10月のことです。右の手のひらにかゆみの強い水疱ができたかと思うと、水疱は手背から前腕へと広がり、それぞれがくっついて腕全体が真っ赤になり、そこから落屑が見られるという状態に加え、口の周りや唇に口唇炎や口角炎ができ、舌の割れも見られました。皮疹はさらに眼瞼周囲から背、腰部、両下肢へと全身的な広がりをみせ、手のひらは親指を中心に、べろりと皮膚がむけてしまいました。

　もちろん放置していたわけではなく、3、4年前からステロイド軟膏などの処方を受けていた近くの2、3の病院の皮膚科に行きましたが、軽快はせず、私どもの診療所にお見えになったわけです。

　問診でお聞きした舌の症状や口角など口の周りの所見は、いかにも亜鉛欠乏症のようですが、背腰部、手のひら、大腿部を中心に急性・慢性の混在した皮疹が全身に広がる所見が、亜鉛欠乏によるものか、あるいはどんな皮膚科の診断名をつければいいのか、当方、皮膚科ではないので、大いに悩みま

した。

　血清亜鉛値を測りました。74μg/dl。アルカリフォスホターゼ（ALP）値は243でした。遠方にお住まいですから、亜鉛欠乏症と確定診断は出来ませんでしたが、すぐプロマックの投与を始めました。（症状など、193ページ参照）

　およそ1週間後の2006.01.10、口角部の亀裂が治まりました。さらに2週間たった06.01.24、皮疹の中でも特に背腰部の皮疹が劇的に改善し、ご自身が感じる掻痒感は10から05に軽快（血清亜鉛値82μg/dl、ALP294）。その約1か月後の06.02.21、手のひらも下肢の皮膚症状も、ほぼ治癒状態となりました（血清亜鉛値76μg/dl、ALP267）。

　ところが、左右前腕の湿疹だけが軽快と悪化を繰り返しています。その理由がしばらくはわかりませんでした。（2006.04.26　血清亜鉛値94μg/dl、ALP301）

　ようやくわかったのは夏前のこと。これまでのひどい皮膚症状の経過を知った友人に勧められ、湿疹にいいというアロエを、しばしば左右の前腕に塗っていたのです。さらに、そのアロエでかぶれて悪化した皮疹やむくみを治すべく、またもや友人に勧められた温泉に籠ったり、悪化した前腕を日光皮膚炎かと疑い、これまた友人に勧められたエバメールなる内容が全くわからないクリームを塗っていたのでした。

　そのことがわかったので、自己判断の「治療」をすべてやめてもらい（07.12）、前腕のかゆみには抗ヒスタミン薬のレスタミン軟膏とエバステル、そしてプロマックのみの投与に

してもらいました。

　06.07.31の受診の時には前腕の浮腫は軽くなり、皮疹も軽快、結局、前腕の皮膚症状を除いて、そのほかの皮疹や食欲、味覚、舌の痛みなど亜鉛欠乏と思われる所見は、全て消失しました（血清亜鉛値71µg/dl、ALP250）。その日、ご本人は私からプロマック8週分を受け取ると、頭を下げて退室、以後、受診されず、お会いしていません。（のちにハガキで、治癒したとの報告をいただきました）

　Ｆさんを私は「膿疱性乾癬」と診断しました。ただ、皮膚生検をしておらず、確定診断ではないため、「様」と記してあります。Ｆさんの改善の様子などは、別掲のカラー写真（p.193）をご覧くだされればお分かりになると思います。

【インタビュアーから】アロエ

　火傷をしたらアロエをつければいいと、よく聞きます。実際に火傷がアロエで治ったという方もいらっしゃいますが、おそらく何もしなくても治る、軽症の火傷だったに違いないと、皮膚科の専門医は話しています。アロエの水分による冷却効果と保湿効果に期待したのでしょうが、その程度の処置なら流水で充分で、これに勝るものはないからです。その上、この方のようにアロエでかぶれることもありますし、どんな薬草でも、傷口に直接使うのは、土中の破傷風菌を傷口に入れているようなものですから、おやめになってください。

11. Gさん（掌蹠膿疱症か）

　亜鉛欠乏症の症状として掌蹠膿疱症もあるかなと考えるようになった最初の症例で、手掌（手のひら）と足蹠（足の裏）に水疱がある典型的な症例や本症例なども含めると、現在までに同様の症例を20例余経験しています。

　それぞれ、亜鉛補充療法で劇的に改善する傾向があります。大まかな経過をいいますと、まず手掌の改善が先行し、蹠の改善が遅れる傾向があります。そして軽度の再発を何度か繰り返した後、次第に発症しなくなるという経過を辿ります。掌、蹠とも、軽い痛みを伴った「かゆみ」が、まず消えます。そうなると足などの自覚症状がなくなるのでしょうか、治療がとかく中断しがちになります。蹠が完全にきれいになり、再発しなくなるまで、きちんと追跡できているのは数例しかありません。

　さて、Gさんがお見えになったのは2004年の6月末でした。62歳の男性。がっしりとした長身で、実に立派な体格をされています。

　お話を伺うと、6年前から両方の手のひらに水疱を伴う皮疹ができるようになったそうです。その皮疹は角化して、剥離を繰り返します。皮膚科にも通っていますが、なかなか治らず、一年中、なんらかの小水疱や皮疹や皮膚障害が続いているので、新聞の私の記事をご覧になって、来院されたので

す。ただ、足の裏には皮疹などはないそうです。（足裏に症状のない掌蹠膿疱症はあるのでしょうか）

　血清亜鉛値は 69μg/dl。比較的低かったので、まさか亜鉛欠乏症ではあるまいと思いながらも、局所療法に加えて、プロマック投与に踏み切りました。2週間後、皮疹がかなり良くなっているとメールで報告がありました。局所療法が効いたなとも思いましたが、念のためにプロマックも続けてもらいました。

　1か月後の 04.07.20、患者さんから写真付きのメールが届きました。「いつものごとく発症」とあり、2日後、「悪化する」とのコメントともに写真が届きました。

　次の来院日は 04.08.09 でした。見せていただくと、皮疹のあったところはかなりきれいになっています。その1か月後になると、一体どこに皮疹があったのかわからないくらいの改善ぶり。ご本人も「こんなことはこれまでになかった」と大喜びです。その時の血清亜鉛値が 74μg/dl。少し増えています。「えっ、これも亜鉛欠乏症だったのか」と、大いに驚きました。プロマックは10月まで飲んでもらいましたが、その後、再発したというメール一通も入ってきていません。

　掌蹠膿疱症は、女優の奈美悦子さんが、私も苦しんだとカミングアウトしたことで、一般にも知られるようになりました。奈美さんは骨にも合併症があり、秋田の病院に通って、ビオチン療法で治ったと言われています。私どもの診療所に

は、秋田で前橋賢医師のビオチン療法でコントロールされていた患者さんで、先生がお辞めになった後、再発したと受診した方が何名かおられます。皆さん亜鉛補充療法で治癒・その後維持療法含め経過観察中ですが、亜鉛補充療法はビオチン療法の上流での同じ系統の治療なのかもしれません。生化学者の理論的解明をお願いしたいと思っています。

　私どもの症例でも、手掌と足蹠の典型的なもの以外に、手掌や足蹠の皮膚の発赤や肥厚、剥皮、落屑や掻痒、その他の部位のかゆい痒疹や皮疹が合併するものなどありました。一部不十分の症例や、コントロールされて再発する症例もありますが、その多くは亜鉛補充療法に良く反応する傾向があります。亜鉛も骨や皮膚の代謝に大きな関わりを持っていますから、特殊な病気というよりも亜鉛欠乏症＋αの一連の皮膚症状の可能性もあるのかなと思っているところです。

【インタビュアーから】掌蹠膿疱症

　手のひら（手掌）や足の裏（足蹠）に水ぶくれや膿が入った粒々が繰り返しできる病気です。スネや膝、肘、頭にも症状が出ることもあります。爪が変形したり、骨や関節が痛んだりもします。特徴は小さな水ぶくれからできる膿疱です。出来はじめにかゆみを伴うことが多く、しばらくすると膿疱は乾いて茶色っぽいカサブタになり、剥がれ落ちます。さらに重要な合併症として、骨と骨、骨と腱、骨そのものに炎症が起きて、激しく痛むことで、胸骨や鎖骨などに起こると、首の付け根から突然激痛が走り、心筋梗塞や狭心症と間違えられることもあります。軽症の場合はビタ

ミンD3やステロイドの外用薬を塗ります。それで治らない場合は光線療法やビオチンの内服・注射、ビタミンA（チガソン）の内服などの全身療法が選択されます。再発を繰り返し、数年にわたって悩まされることが多い疾患です。

12. Hさん（類天疱瘡様皮膚疾患）

　Hさんは私が出会った「類天疱瘡」と思われる患者さんで、当時90歳でした。タイトルの病名に「様」とあるのは、先のFさんやGさん同様、生検などでの確定診断に至っていないからです。軽い糖尿病がありますが、HbA1c（ヘモグロビンエーワンシー）が6.4と多少高い程度ですから、年齢も考え、特別の治療はしていません。

　類天疱瘡は、「天疱瘡」と並んで「水疱症」と言われるように、表皮や口腔内粘膜などに、かゆみを伴う真っ赤な斑点と、大型のパンパンに張って破れにくい水疱と糜爛（ただれ）の出ることが特徴の病気と、教科書にあります。自己免疫性で、病名に類とあるのは難病指定されている天疱瘡に、症状や自己免疫性などが似通っているためですが、天疱瘡よりも患者さんは、さらに高齢に偏っています。

　Hさんは2003年の1月と4月に、右足甲に浅い潰瘍ができ、左足にも皮膚炎や糜爛ができたため、ステロイド軟膏治療を受けました。しかしその効果は薄く、2004.01に受診された時にも同じように左足の糜爛と潰瘍多発を訴えていまし

た。病状はステロイド軟膏治療で軽快と増悪を繰り返すばかりで、この時の血清亜鉛値は 73μg/dl、ALP は 286 でした。

春になってもステロイド軟膏だけではなかなか治らないので、皮膚科医に紹介しました。診断は「糖尿病性水疱」ということで、以後、皮膚科にて治療を続けました。

2005.01.11、下肢と顔面がむくみ、頻脈に呼吸苦という心不全症状と、両足に水疱が多発したため、再び受診してこられました。褥瘡ができる初期に水疱ができたり、糜爛という皮膚症状が出ることがありますが、亜鉛補充療法を行なうと劇的に軽快した症例を何例か経験していましたので、血清亜鉛値を再度、測ってみました。64μg/dl と、さらに低くなっていたので、亜鉛欠乏かもと考えて、05.01.18、プロマックの投与を始めました。

3週後の 2005.02.08、糜爛のところはかなり改善、ご本人にお聞きすると、新しい水疱はできていません、とのこと。

さらに 1 か月後の 2005.03.08、「皮疹は良くなっていますが、水疱はまだあります」とのこと。足のむくみは消えたものの、新しい水疱を見つけたので、カルテには弱気な所見が記載されています。血清亜鉛値は 77μg/dl に上がっていました。

補充療法約 4 か月後の 2005.05.31、下腿部の水疱はまったく消え、親指のところに小さな水疱があるだけです。食欲も良好で、むくみもありません。そして、2005.07.26、類天疱瘡様皮疹治癒。皮膚は綺麗だし、食欲あり、何よりお元気

になりました。血清亜鉛値は $115\,\mu g/dl$。その後 2005.10.04 になって心不全での入院に際し、プロマックの投与は中止となりましたが、翌年（2006.01.19）になっても水疱の発生はありません。2008.12、死去されましたが、水疱の再発なしでした。

実は、この診療所に赴任した2000年、往診先に類天疱瘡の患者さんがいらっしゃいました。体のいたるところ、特に下腹部や乳房の下、腰部、臀部など、こすれやすいところに、しばしば水疱が発生して、悩んでおられた方で、局所療法でも全身的な治療でも再発を繰り返し、専門医にお願いしましたが、よくならず、無力感を味わった忘れられない症例です。もしもあの人も亜鉛欠乏だったならと、消息を尋ねましたが、転居されていて住所は不明、今も悩んでおられるかと思うと、残念です。

天疱瘡や類天疱瘡が亜鉛欠乏症であると言うつもりはありません。ただ、皮膚科教科書には、多発する比較的大きめの水疱は天疱瘡や類天疱瘡や、本症例で皮膚科医が付けた稀な糖尿病性水疱程度の鑑別しか記載されていません。しかし、高齢者の中にはしばしば主に褥瘡に関係しての水疱の発症があり、また、本症例のごとく比較的大きめの水疱を 2〜3 個、さらには複数個が同時的、異時的に多発することもあり、天疱瘡や類天疱瘡との区別がつきにくく、中には頻回の熱傷と誤診されている症例さえあります。これらのほとんどが亜鉛補充療法で軽快治癒しますので、皮膚科医の検討を是非願い

たいものと考えます。

13. Iさん（爪甲の異常）

2006.03.20、爪変形で受診された、長野県内でも山また山を越えた遠方からの患者さんでした。1年前、熱湯で火傷、形成外科的治療を受けたそうです。その頃から右親指の爪が変形し始め、次第に左中指、左親指、左人差し指の爪にスプーン状変形が進行、そのほかに両下肢に皮下出血がありました。

06.03.22、血清亜鉛値 89μg/dl、ALP174、MCV（平均赤血球容積）86.8、Hb（ヘモグロビン量）12.7、Fe（血清鉄）70、フェリチン（貯蔵鉄）47.9。

06.03.29、アフタ性口内炎が2～3個、先月来、できていると言います。それは何年も前からで、月にだいたい2～3個できるそうです。ただ、味覚は良くわかるし、食欲もあり、ほかに発疹などの皮膚症状はありません。アフタ性口内炎がよくできるというので、亜鉛補充療法を始めました。

お年寄りのいわゆる「脆弱な肌」の症例では、しばしば爪の変形や異常を伴います。そんな爪の異常も、亜鉛補充療法で治癒することをしばしば経験していたため、比較的高い血清亜鉛値ではありましたが、プロマック による亜鉛補充療法を始めたのです。

06.04.05 いつもは治るまで1週間かかる口内炎が、今回は2、3日で治ったとおっしゃいます。また、昔はよく脂物

で下痢をしていたが、最近はそんなことはないともおっしゃいました。数年前、甲状腺機能低下症と言われ、甲状腺ホルモンを補うためにチラージンを服用していましたが、現在は中止中とのことです。（チラージン服用者に亜鉛欠乏が多い傾向があります）。

04.19、某病院皮膚科で、爪の変形は原因不明と言われたそうですが、プロマック投与後、口内炎は発症していません。

05.16、何年来続いていた日に数回の軟便下痢が生じなくなりました。口内炎もずっと発症しておらず、食欲はずっとあります、とのこと。爪は変色して中央部がへこんでいます。

06.13、口内炎はもう2か月間発症せず。右足指に白癬症（水虫）発症。血清亜鉛値 80 μg/dl、ALP 232。

07.18、受診。07.04 から喘息で入院したため、プロマックは1週間中止となりました。すると口内炎や 07.15 には口角炎も発症。下痢も 3、4 日続くようになったといいます。血清亜鉛値 98 μg/dl、ALP 203。

08.25、受診がこの日で中断し、09.15 で、プロマック終了となりました。

11.02、血清亜鉛値 113 μg/dl、ALP 222。

11.28、爪は9月ごろ綺麗になったそうです。口内炎はほとんどできないか、できてもすぐ治癒と言います。口角炎はその後発症していません。

2009.06.01、口内炎発症するようになり、現在口角炎も出ていて、診療所を受診。爪の変形始まる。

　2011.03.02、爪変形と口腔内扁平苔癬で受診。いずれも短期処方で受診中断。

　私たちの手の爪が完全に再生するのに３〜６か月かかると言われているように（足の爪ではさらに長い期間を要します）、爪の改善には時間がかかり、亜鉛などの典型的な動きも捉えられていません。ただ、亜鉛欠乏状態に特徴的な口内炎や口角炎、下痢の発症を抑えたことから、この症例も2006年に亜鉛欠乏症と診断したものです。

　その後、2009年、2011年と受診。爪がまたまた変形し、口腔内扁平苔癬とも診断されていますが、それぞれ遠方よりの受診で、再診で補充療法が続いていません。

　この2006年当時は薬剤とのキレート形成や多剤服用の問題点などの知識も不足でしたし、口腔内扁平苔癬も、まだ亜鉛欠乏によるものとは考えていませんでした。この患者さん、もしかするとチラージンの再服用や多剤服用であったのかも知れず、もっときちっとした治療と追及をしておくべきであったと、今、悔やんでいます。（この患者さんの爪の状態も、193ページのカラー写真をご覧になれば、かなりひどかったこと、そして亜鉛補充療法の効果も、あわせてお分かりになると思います）

＊

　亜鉛欠乏症は、私たちの周りにしっかりと、しかも誰もが考えている以上に、多く存在する疾病です。いつあなたが、欠乏症になるかもしれません。可能性は誰にもあります。絶

対に亜鉛欠乏症にならないという「亜鉛欠乏フリー」の方は、この世に存在しないのです。

また、味覚障害が突出した亜鉛欠乏症の症状ではありません。ごくありふれた、「最近おばあちゃん、食が細いねえ」とか、「よく残すんだよ」などという「食欲不振」が、数的にはもっとも多い欠乏症の症例なのかもしれません。

老人性皮膚掻痒症などと診断されている「かゆみ」の強い皮膚の疾患も、実は亜鉛欠乏症で、そのほとんどは補充療法で治りますが、中には一部なぜか掻痒が強くなるものもあります。常識的掻痒理論だけでなく、亜鉛とかゆみについても真剣な皮膚科医の研究が待たれます。

お年寄りの表皮内出血も、水疱形成も、ぺろりと皮膚が剥げたり、裂けたりする菲薄化も、老化だけでなく亜鉛不足が関係しています。年余にわたって治らなかった褥瘡はよほど特殊な例外を除いて治せるし、予防も可能です。

爪甲の異常が鉄欠乏によることはよく知られていますが、亜鉛欠乏でもしばしば発症します。亜鉛欠乏では爪の硬度が低下して柔らかくなったり、変形したり、割れたりしやすくなります。注意していると、外来で見られる簡単な亜鉛欠乏症の診断の一助となる指標の症状でもあります。口角炎も皮膚炎ではなく、口角の皮膚の伸展性が不足して生ずる裂創で、これもまず亜鉛欠乏症を疑うべき疾患ですし、慢性の下痢の中には亜鉛不足が原因のものがあります。

112

【インタビュアーから】

　老健施設などを訪問すると、口がほぐれてきたお年寄りから、「年取ったんだよなあ、食欲ないんだよ」とか、「生きていかにゃいけないからね、仕方なく食べてますよ」「それにしても飯はまずいなあ、カミさんのはうまかったのに」と、このような食事に関するグチともつかぬ言葉を聞かされることがあります。諦めているわけでもないし、表情が暗いわけでもありません。達観されているのでしょうか。

　ただ、こんな食事の不満から、いろいろな人間的な希望が削がれるのは問題です。食事を楽しくとること、食の自立は倉澤医師がおっしゃっているように、最後まで残るADLなのです。確かに、食欲不振の原因を掴むのが非常に難しいことが多く、なかなか改善されないのですが、もしその一つの解決法が亜鉛補充療法だとしたら、超高齢化社会を迎える日本にとって、福音ともいうべき治療法ではないでしょうか。

　次章はその亜鉛欠乏症の診断など、具体的なことをお話ししていただきます。いよいよ佳境に差し掛かってきました。

必要な亜鉛量

歳（男性）	1~6	7~14	15~19	20~29	30~39	40~49	50~59	60~69	70以上
推奨量	3~5	5~9	10	10	10	10	10	10	9
平均摂取量	5.4	9.2	10.7	9.3	9.2	8.9	8.8	9	8.7

年齢（女性）	1~6	7~14	15~19	20~29	30~39	40~49	50~59	60~69	70以上
推奨量	3~5	5~8	8	8	8	8	8	8	7
平均摂取量	5.2	8	8.1	7	7.1	6.9	7.3	7.6	7.1

＊推奨量、平均摂取量の単位は（mg／日）

亜鉛欠乏症の歴史

1934 年	亜鉛の必須性がラットで証明
1940 年	亜鉛酵素（炭酸脱水酵素）発見
1956 年	肝硬変で血清亜鉛の低下を報告（Vallee）
1961 年	ヒトの亜鉛欠乏症発見（Prasad）
1972 年	毛髪分析で小児の亜鉛欠乏症発見
1973 年	先天性亜鉛欠乏症の証明（腸性肢端皮膚炎）
1974 年	粉乳中の低亜鉛含有量が問題化
1975 年	高カロリー輸液で亜鉛欠乏症発見（岡田）
1976 年	米国で一般市民の血清亜鉛の実態調査開始
1977 年	亜鉛欠乏症における免疫異常の報告
1984 年	肝性脳症が亜鉛投与で改善の報告（Reding）
1996 年	女子長距離ランナー亜鉛欠乏性貧血の報告（西山）
2001 年	腎性貧血に対するエリスロポエチン投与量が亜鉛投与で減量できることを報告（岩崎）
2005 年	長野県住民の血清亜鉛実態調査（倉澤）

＊宮田學「諸疾患における亜鉛測定の意義」から

亜鉛欠乏症による味覚障害を起こす可能性のある薬

薬剤	適応症	味覚障害の頻度、特徴
D. ペニシラミン	関節リウマチ、ウィルソン症	25〜30%
L. ドーパ	パーキンソン病	4.5〜22%
炭酸リチウム	うつ病	23%　バターやセロリの味変化
インドメタシン	関節リウマチ	2〜19%　表現できない味
イミブラン	うつ病	13〜17%　嫌な味
酢酸フルラゼパン	不眠、神経症	2〜7%　苦味、金属味
ビグアニド	糖尿症	3%　金属味
メチマゾール、チオウラシル	甲状腺機能亢進症	
アロプリノール	痛風	金属味
アンビシリン	細菌感染	0.2〜1%　味覚消失、異様な味
アゼチオプリン	自己免疫疾患	
カルバマゼピン	てんかん	

＊冨田寛「薬剤性味覚障害」を参考に作成

第5章
「亜鉛欠乏症」を
どう診断すればいいのか

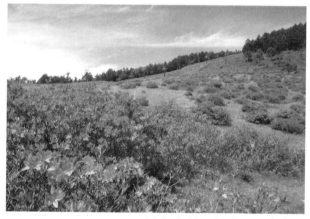

湯ノ丸峠
浅間連峰の西側にある東御市と嬬恋村を結ぶ峠。6月下旬ごろ、
60万株のレンゲツツジが一斉に咲くことから、「花高原」とも
呼ばれます。

これまで申し上げてきたように、多彩かつ一般的な症状を起こすことが多い亜鉛欠乏症ですから、患者さんが訴える症状だけでは診断できませんし、血清亜鉛値だけでも診断できないというのは、私たちの診療経験から、ごく自然に出てきた「結論」です。特に人間の生体データを統計的に処理した血清亜鉛値の「基準値」は、後で詳しく触れるように、「特定の条件下での集団（群）のおおよその目安の数値」であって、必ずしも個々人の「正常値」を意味しないからです。

では、診断はどうすればいいのか。血清亜鉛値の測定は意味がないのか……いやいや、慌てないでください。

亜鉛値の測定はもちろん大切です。今、私たちがやっている診療の道筋は、初診の時から適宜、血清亜鉛値を測りながら、その値と推移、臨床症状の変化などを緻密に観察して、「論理的」に診断し治療していくことです。

簡単な診察プロトコル（手順）を申し上げれば、

---

1. 「臨床症状」などから、欠乏症ではないかと「疑い」、
2. 血清亜鉛値を測定し、
3. 亜鉛欠乏症である可能性の確率を考慮し、
   可能性が高い方には、
4. 亜鉛補充療法を試みます。そして、その後は、
5. 血清亜鉛値などの推移と臨床症状などの変化を合わせて、「総合的」に診断・治療する、となります。

その後、いつまで治療をするかとか、亜鉛不足になった原因の追究、維持療法や、褥瘡などそれぞれの疾患の「予防

法」、あるいは特に近年目立ってきた「多薬剤服用症例」への対応などの全体的な検討をする、というのが、現在、私たちがとっている診断・治療のやり方です。

　一つずつお話ししていきましょう。

1. 臨床症状から疑う（第一段階　いちばんの基本）

　私たちが経験した亜鉛欠乏症の症状の多彩ぶりは、先に挙げた通りです。褥瘡、食欲不振、味覚障害、舌痛症や舌・口腔咽頭症状（口角炎やアフタ性口内炎など）は、よく経験しますし、老人性皮膚掻痒症など、頑固な痒みを伴う様々な皮膚疾患も散見します。

　問題は、こうした症状が、ふだんよく見る他の病気でも発症する症状だったり、本人にも気がつかない症状がかなりあること、しかも、それらがしばしば複合・混在されていることです。

　ご本人は、亜鉛欠乏の症状とは夢にも思わず、食欲不振も、体の痒さも、食べ物が美味しくないのも、年をとったらこんなものかと考えていることが、意外と多いのです。そこで、今は代表的な亜鉛欠乏症の症状を6項目にまとめたチェックポイントを作って、第一段階の「臨床症状による疑い」を具体的に実行するようにしています。患者さんの臨床症状から、まず亜鉛欠乏を「疑う」ことが、最初の何よりも大事なステップだからです。

1. 食欲はあるか

2. 食べ物は美味しいか

3. かゆいところはないか

4. 褥瘡や皮疹はできていないか

5. 舌や口の中に違和感などないか

6. なんとなく元気がない、ということはないか

ところが、世の中は私たちとはまるっきり逆の方向に進んでいるような気がしてなりません。「亜鉛欠乏症の診療指針」を作った日本臨床栄養学会は、その中で、「低亜鉛血症」などというカテゴリーを新しく作っただけでなく、症状も加味してとはありますが、主として血清亜鉛値の「絶対値」で、この病気を診断しようというのです。これは何ともひどい、初歩的な過ちです。

次頁にあげるのは、私たちの診療所で、2002 年から 2008 年まで 5 年余の間に 500 名を越した「亜鉛欠乏症疑い」の登録症例のうち、亜鉛補充療法の著効例で、且つデータが揃っている 257 名の「初診時」の血清亜鉛値をグラフにしたものです。(当時は基準値の下限が 65 μg/dl だったため、その数値を目立たせています)

一方、日本臨床栄養学会による「低亜鉛血症」の分類では、60 μg/dl 未満を「亜鉛欠乏症」、60 〜 80 μg/dl を「潜在性亜鉛欠乏症」といい、80 μg/dl 以下を全て「低亜鉛血症」とする、となっています。基準値は 80 〜 130 μg/dl とのこと。この基準のどうしようもなさは、私たちのグラフを見れば、

すぐお分かりになるでしょう。「低亜鉛血症」という疾患そのものが存在するかどうかも問題ですし（専門家が検討したのでしょうか）、基準値という言葉の定義をも間違えており、早い話、基準値の意味を全く理解されていないのです。

　なぜなら、本来の基準値以上の血清亜鉛値の持ち主でも、明らかな亜鉛欠乏症の症状を示し、亜鉛補充療法でその症状が良くなった方（明らかな亜鉛欠乏症患者です）が何人もいることが明らかな上に、基準値以下の血清亜鉛値の方でも、どこにも欠乏症としての異常も症状もなく、「健康」としか言えない方が、少ないながらもいらっしゃることがわかっているからです。

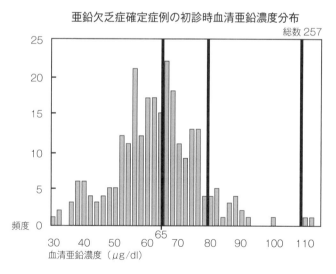

亜鉛欠乏症確定症例の初診時血清亜鉛濃度分布

そんな患者さんのお一人をご紹介します。1935年生まれの男性。5、6年前から、高血圧、脂質異常症、不整脈の

診断を受け、投薬治療を続けていた方です。72歳となった2007.09.08、2か月ほど前からご飯、そば、うどんが渋く感じるという主訴で来院。口内が渋柿を噛んだ時のような感じだとおっしゃいます。味覚検査をすると、無味異味で異常が著明。しかし血清亜鉛値は109μg/dl、ALPも152で、数値的にはとくに亜鉛欠乏症とは言えません。食欲はしっかりあって、舌痛はなし。

とはいえ、私たちが典型的な亜鉛欠乏症の症状の一つと考えている味覚障害と口腔内違和感がありましたので、プロマック1日2錠による従来通りの補充療法を始めました。

1か月後、味覚が悪い状態は変わらず、蕎麦を食べてもただざらつき、野沢菜の旨味も感じられない。口の中のがさがさした感じと、舌に何かがかぶさっている感じ（口腔内違和感）が消えないといいます。ただ血清亜鉛値は129μg/dl、ALPも178と急上昇、これは亜鉛欠乏症での典型的な変動パターンですから、補充療法の継続を決定しました。

2か月後、味が多少出てきた（感じられるようになった）といい、味覚検査のデータも、やや改善しています。

3か月後、ご飯の味がかなりわかるようになって嬉しい。肉も野沢菜も味がわかるようになって食欲も増したのだが、蕎麦とツユの味はまだ不完全にしかわからない。ただ、舌に何かがかぶさっているような違和感はほとんど消失した、というのが患者さんのコメントです。

4か月後（2008.01.07）正月に飲んだ酒の味はほとんど感

じられなかったけれど、食べたおせちなどは美味しく感じた
と報告があり、味覚検査の値もかなりよくなっていました。

5か月後、ご飯の味が出てきたし、野沢菜、蕎麦の味もだ
いぶ感じられるようになった、ただ好物のカニの味はまだ感
じられないといいます。（血清亜鉛値139μg/dl）。

6か月後、味覚は大幅に改善、旨みも随分感じられるよう
になった。カニの味はまだだが。（血清亜鉛値132μg/dl）

そして7か月後、カニも美味しく感じられ、味覚検査も異
常なしとなって、治療終了。

結局、ずいぶん治癒まで時間がかかったこの症例は、診断
基準にもある補充療法で症状が改善したわけで、血清亜鉛値
が109μg/dlでも立派な亜鉛不足だったという症例です。こ
ういう人を、日本臨床栄養学会は一体どういう風に扱おうと
いうのでしょうか。そして、重ねて申し上げますが、こうい
う人は、決して例外的な少数派ではないのです。

日本臨床栄養学会による亜鉛欠乏症とは、次頁のようなも
のですが、この基準に合わせても、上記の患者さんは亜鉛欠
乏症だと診断できます。合致しないのは血清亜鉛値だけです
から、基準のほうがおかしいと言われても仕方がないのでは
ないでしょうか。

以下の1～4全てを満たす状態が「亜鉛欠乏症」であり、「潜
在性亜鉛欠乏」は、上記の1、2を満たし、血清亜鉛値が60
～80μg/dl未満の場合をいうとされています。この潜在性

亜鉛欠乏と亜鉛欠乏症の方が「低亜鉛血症」と診断されるのです。

---

1. 下記の症状と検査結果のうち、1項目を満たしている
   ・症状（皮膚炎、口内炎、味覚障害など）が現れている
   ・血液検査の血清アルカリホスファターゼ値が低い
   　（注、肝疾患、骨粗鬆症、慢性腎不全、糖尿病、鬱血性心不全などでは、亜鉛欠乏であっても低値を示さないことがある）
2. 上記の症状の原因となる他の病気が見つからない
3. 血清亜鉛値が60μg/dl未満
4. 亜鉛を補充することにより症状が良くなる

　私は、日本で最も数多く「亜鉛欠乏症」の患者さんを診察し、治療を行なってきた医師の一人だと自負しています。そして、症例が増えるにつれ、上記の方のように、血清亜鉛値が基準下限とされる80μg/dl以上あっても明確な亜鉛欠乏症の症状を呈し、亜鉛補充療法で完治した患者さんを何人も診療してきました。

　だからこそ、基準値の本当の意味を理解して、血清亜鉛値だけで診断するのではなく、患者さんから問診で悩んでいる様々な症状を聞き出し、その症状から亜鉛欠乏症ではないかと「疑う」ことが、診断の最初としてもっとも大事だ、と口を酸っぱくしていっているのです。

　日本臨床栄養学会が作った稚拙な基準は、現実の患者さんの病態を知らない人間が机上でひねり出した基準かと疑わざ

るを得ません。他にも診断の根拠になる症状などがたくさんあるのに、なぜ血清亜鉛値にこれほどこだわるのか、その単純極まる思考様式が、私には全く理解できません。

高血圧のように、数値を前面に出す診療基準もあっていいかもしれません。しかし、亜鉛欠乏症の診断は、関節リウマチのようなものがベターではないでしょうか。

現在の関節リウマチの診断は、多くのリウマチ患者で増えるリウマチ因子などの数値だけでなく、ほかのデータや問診の結果など、すべてを見ながら「総合的に」診断を下すようになっています。数値だけでは決められないことを、これまでの臨床経験が教えてくれたからで、患者さん一人一人の状態に寄り添った診断（診療）基準です。亜鉛欠乏症の診断でも、私は、症状や検査データなど、多くのデータを勘案しながら診断するほうが、少しばかり手間がかかったとしても、ずっと患者さんのために良い方法だと信じます。

年齢と血清亜鉛値の関係にしても、まだ十分に分かっていません。

私たちが行なった長野県での3つの疫学調査では、血清亜鉛値が加齢とともに減少していく傾向が、3つともに認められました。加齢そのものに関係があるのか。それとも加齢とともに亜鉛欠乏症が増える、それを反映した結果に過ぎないのか。

そのほか検査所間の違いも解消しなくてはいけないし、比色法による精度維持も考えなくてはいけません。そんな動き

の大きな、かつあやふやな血清亜鉛値を、なぜほとんど唯一の診療基準にしなくてはいけないのでしょうか。

大事なのは、患者さんが現実に悩んでいる臨床症状であり、医療者はその理解と改善に腐心する存在でなくてはなりません。亜鉛欠乏症の診断に際しても、多彩な症状を問診その他であぶり出した後、患者さんの年齢や全身的な状態、これまでの経過などを勘案し、血清亜鉛値も加味しながら「亜鉛欠乏症」かどうかを診断すればいいのです。

私たちの亜鉛欠乏症の診察がそんな方法になってきたのも、この間、多くの患者さんを診察し治療してきた経験からです。この形にしなかったら、私たちはちゃんと亜鉛欠乏症を診断し得ていない、そんな確信めいた思いも持っています。

すべての疾患に共通することですが、診断の上で、問診は非常に大切です。主訴以外の愁訴や、本人も気づかない潜在的症状のチェックになるからです。日本臨床栄養学会が、なぜ舌痛症や皮膚疾患などの臨床症状に触れることなく、しかも血清亜鉛値の基準値を急に変更し、その血清亜鉛の数値にこだわる診療指針を提出したのか、そこには何やら陰謀じみたものさえ感じて、臨床に携わる医師として大きく首を捻らざるを得ません。

この後、日本臨床栄養学会の間違った基準がどうして生まれたのか、章を分けて私なりの考察を書きたく存じます。亜鉛欠乏症の診断精度だけでなく、それは大きく言えば、現在の日本の医療が直面している問題であり、早急の解決が望ま

れている喫緊の課題でもあるからです。

その前に、私の考える「亜鉛欠乏症」の診断の手順について、話を進めましょう。

1-1. 採血

採血の検査ルールについては、以下のようにすればいいと考えて実行しています。

> ・午前中の採血・追跡が基本 (午後のみの採血・追跡もあり得る)
> ・食あり
> ・できるだけ早期の血清分離

＊臨床的には食ありのほうが、亜鉛欠乏症の患者さんは大部分外来での診療ですから、初診時の採血にも、経過の追跡にも無理がないので、それを推奨しています。検査ルールを不用意に厳格にするより、その条件を医療側が、科学的に判断することが大切です。午後なら、その数値の判断に日内変動を考慮し、追跡を出来るだけ午後に行なうなど。

1-2. 疑うべき症状

亜鉛欠乏を「疑うべき」具体的な症状としては、家族にもケアワーカーにも不安をかける**褥瘡**、例外もあるでしょうが、私はほとんどを欠乏症と考え、早期の治療にかかります。

さらに**味覚障害**は当然のこととして、他に原因の見られない**食欲不振**も、欠乏症を疑う所見です。**舌痛**を始め、**口腔や咽頭の違和感、痛み、アフタ性口内炎や口角炎**など、口腔部分の複雑な訴えの大部分も疑っていいでしょう。

注意したいのは、訴えの内容や表現が患者さんによって実

125

にマチマチで、かつバラエティに富んでいることです。舌痛症など典型ですが、「舌が痛い」「しみる」などストレートなものだけでなく、「口の中が荒れている」「歯がおかしい」「膜が張ったようだ」「口が渇く」など、表現の仕方は実にいろいろです。臨床医としては、そんな訴えを聴き流すのではなく、内容を受け止めるようにしないと、症状を正しく「疑う」ことはできません。

原因が見つからない**慢性の下痢**に人しれず悩んでいらっしゃる方は少なくありませんし、**老人の脆弱な皮膚**、原因がはっきりしないかゆみ、全身性の痒みが強い慢性的皮疹など、さまざまな**皮膚症状**も、欠乏症を疑う有力な症状です。

忘れてはいけないのが、精神身体的なことを含めたさまざまな**不定愁訴**を訴える患者さんです。昔は「自律神経失調症」などと言われ、今では「●●難民」と呼ばれて、病院すら見つからないとか、症状を訴えてもちゃんと聞いてくれないなど、医療の隙間に追いやられています。欧米でも「MUS（Medically Unexplained Symptom）医学的に説明できない症状」と言われるそうですが、そのような患者さんの中に極端な亜鉛欠乏症がいる可能性が高いこともわかっています。

実際、こんな入所者さんがいました。

その方は私が回診に行くたびに、「ここが痛い」「あっちが痛い」「だるい」「むくんだ」「お腹がスッキリしない」「かゆい」「食欲がない」「今日はフラッとした」「ゾクゾクした」と、次から次に訴えられる方でした。その多さとあまりのバラエ

ティの豊富さに、正直うんざりしていましたが、念のためにと血清亜鉛値を測ってみると 32μg/dl しかなく、思わず飛び上がりました。記録的な低値だったからです。心で詫びつつ、すぐさま補充療法を始めたのはもちろんでした。

2. 血清亜鉛値を測る（第2段階）

　一般的な血算や生化学の項目も含めて、血清亜鉛値は必ず初診時に測ります。

　というのも、今後の診断や治療計画について、初診時の血清亜鉛値の測定は必要不可欠なのです。血清亜鉛値が低ければ、欠乏症の可能性は、当然高まります。しかし、高値の中にも亜鉛欠乏症の患者さんがいることを忘れてはなりません。ですから、私は早朝とか食抜きというのを、血清亜鉛値測定の条件にしたくないのです。これを条件にすると、患者さんは血清亜鉛値の測定のために、再度、別の日に足を運ぶという無駄なことをしなくてはならないからです。

　もう一つ大切なこと。それは血清亜鉛値を治療の間も適宜、また現在は、アルカリホスファターゼと一緒に測っていくこと、そしてこの時、私が大事だと考えているのは、値そのものだけでなく、値の変化のパターンだということす。

　これまでの経験で、亜鉛欠乏症の方に亜鉛補充療法を始めると、多くの症例で、亜鉛値は初期に急激に上昇し、次に初期値付近に下降し、その低値から再び徐々に増加して、最終

的にはおよその平衡状態に達する、という動きを見せます。そして個々人それぞれ、あるところでピークとなり、その後少し下がって平衡に達する傾向があります。時には治療初期に、さらに下がる例もありますが、その場合でも、しばらく経つと少しずつ値は上がっていき、ピークをうったあと、平衡状態になります。

　アルカリホスファターゼは亜鉛酵素の中でも、特に馴染みのある酵素で、安価かつ簡単に測定できます。肝疾患治療の時には変動に注目しますが、一般の症例では絶対値の高低くらいしかチェックしていませんでした。しかし変動の大きいことと連続性に気がつき、亜鉛補充療法前後の変動幅10％以上を「変動群」として追跡してみたところ、全てではありませんが、褥瘡症例などでは、血清亜鉛値の上昇に応じて徐々に増加し、血清亜鉛値よりも早期に平衡するなど、よく連動している場合が多く、そんな場合は安価なアルカリホスファターゼ値で、およその亜鉛値を推定することもできます。亜鉛酵素であるアルカリホスファターゼは、確かに亜鉛欠乏症では低値となることが多いのですが、疾病にもよるらしく、さらなる研究を要します。

　また、初期の亜鉛補充療法に反応しない群があります。特にアルカリホスファターゼについてはその傾向が強く、さらなる追跡、研究が必要です。そして、これも症例を重ねてわかってきたことですが、そういう症例の多くは、患者さんがどうやらプロマックを不規則に飲んでいるらしいこと、

さらによく聞いてみると他医院などの薬が多く、ポリファーマシーの状態になっている傾向が強いことがわかってきました。腸管内や体内組織内での薬剤のキレート化などが影響しているのかもしれません。

　アルカリホスファターゼでもう一点。補充療法を始めてから、ずっと私の頭から離れなかったのが、いつ薬をやめるか、その指標を何に求めるか、ということでした。症状の改善と経過を観察していれば、やめ時は自ずとわかるだろうと当初は思っていたのですが、現実問題として再発などされると、そんな自信も揺らぎます。

　その点、アルカリホスファターゼの動きを見ていると、アルカリホスファターゼ変動例では、血清亜鉛値が平衡に達する前に、変動幅がマイナスになり、その後で平衡になる症例が多いように感じました。確定的とは言えませんが、血清亜鉛値とアルカリホスファターゼ値の変動の動きを組み合わせることで、亜鉛補充療法の完了の指標になるかもしれない、そんな手応えも感じますが、さらなる追求が必要です。

　いずれにしても、血清亜鉛値やアルカリホスファターゼの動きを含め、亜鉛製剤が体内にどのように吸収され、どのように利用されるのかなどの基礎的研究が必要であり、亜鉛欠乏症の治療にあたっては、ある血清亜鉛値を目指して、低血清亜鉛濃度を補正するために検査・治療するのでないことを、関係者は肝に銘ずるべきだと感じたことでした。

　一言で言えば、亜鉛欠乏症の治療の要諦は、ある血清亜鉛

濃度に「する」のでなく、「なる」ことを目指すのです。

3. 試みの補充療法を始めて、状態の変化を観察する（第３段階）

　次の第３段階では、欠乏症を疑った患者さんに、亜鉛補充療法としてプロマックを飲んでもらいます。これを「試みの補充療法」と名づけています。

　私たちの亜鉛補充療法は、多くの場合、プロマックＤ錠75（ポラプレジンク錠）を、１錠ずつ朝夕投与（１日２錠150mg亜鉛34mg相当）という形で行なっています。胃潰瘍治療の常用量であり、これまで特別問題になるような副作用は認められていません。また私たちは亜鉛欠乏症を急性の欠乏症ではなく慢性欠乏症だと考えていますから、急速に大量補充をする必要はないと考えています。

　この投与で反応が鈍い時は、１日の全投与量を変えずに２錠を１回に投与する（朝だけ２錠とか）と、期待していた反応が得られることが、経験的に多いようです。用量を増やそうと考えた時、一度やってみてください。私たちが一日量を３錠とか４錠とか、それ以上に用量を増やしたケースは、ほとんど例外的で、１日34mg以上の投与は数えるほどしかありません。多薬剤服用の症例では、プロマックの服用が出来るだけ他剤の影響の少ない時に投与するなどの変更も考えてきました。

　ときどき亜鉛の過剰投与が指摘されます。PMDA（医薬品医療機器総合機構）によると、胃瘻や透析をしている方で亜鉛過剰投与による銅欠乏症が顕在化した副作用報告が、2013年度以降9件あり、中には輸血が必要な重篤な貧血を生じた例もあったそうです。亜鉛と銅は吸収という面で拮抗する関係にあり、亜鉛が増えすぎると、銅の吸収が阻害されます。ですから、薬剤の副作用のところに「亜鉛により銅の吸収が阻害され銅欠乏症を起こすことがある。栄養状態不良の患者で銅欠乏に伴う汎血球減少や貧血が報告されているため、異常が認められた場合には適切な処置を行う」との文言が新たに加わりました。

　亜鉛と銅の吸収の拮抗は事実ですが、私どもの1000症例を超えるMIMAKI Dataによれば、上記のプロマックの通常の治療量の長期間の処方症例で、副作用の発生はありません。ただ1例、知識で銅過剰を異常に心配したのでしょうか、本人か医療機関からかは不明ですが、過量に亜鉛を摂取したと称する患者が検査を希望して受診したことがあり、その方は立派な貧血でした。この例は別としても、ただ検査値を目指しての薬剤投与は大変危険なことで、特に、薬剤の単なる増量は気をつけるべきです。

　亜鉛欠乏症における亜鉛補充療法はポラプレジンク（プロマック）にしても、あとでお話しする酢酸亜鉛（ノベルジン）にしても、それぞれの化学物質の薬理作用が問題ではなく、どのように元素亜鉛が副作用なく吸収され、体内で利用され

るかが問題で、どちらの亜鉛製剤もその吸収についての基礎的研究がないことは、全く不思議と言うほかありません。

　このプロマックが「保険適用薬」であるという事実について、再度、付け加えさせていただきます。今でもプロマックが保険適用薬でないと誤解されている方がいらっしゃるためです。

　医療の世界で、国が早急に対策のとれないことが起こるのは、珍しいことではありません。今では普通になったインスリンなどを患者さんが自分で自分に注射をする「自家注射」も、患者会や学会が強く求めたにもかかわらず、国の正式決定はずいぶん遅れてしまいました。そんな時、各地の審査会がローカルルールとして保険診療に採用してもいいことが、慣例的に認められています。亜鉛欠乏症でいえば、まさに長野県のポラプレジンク（プロマック）採用が、その慣例に則ったもので、2006年に全国に先駆けて、プロマックを保険適用薬としたのです。そして長野県に続き、都府県の半分以上で、ポラプレジングは保険適応薬として認められてきました。もちろん、その背景には2002年から続けてきた、私たちの活動があったと自負しています。そしてその後、味覚障害に対する処方も2011年、保険審査上、認められることになりました。

　今、ことさらプロマックが保険適用薬ではないという誤った情報が広がるのは、2017年3月、ノベルジン（一般名、

酢酸亜鉛）が低亜鉛血症の治療薬として、保険適用を受けたことが影響しているのかもしれません。しかし、これだけが「保険適用薬」ではないことを再度確認しながら、両者の違いをお話ししておきましょう。

　まず1錠中の亜鉛含有量が違います。プロマックDは16.9mg、ノベルジン25は25mgです。私が行なっている亜鉛補充療法は、34mgの亜鉛を毎日補充してもらおうというものですが、ノベルジンを使えば、亜鉛摂取量が少し増えることになるのかもしれません。ただ、量だけでなく、どのような吸収の仕方かが重要で、副作用発生にも大きく関わることなのですが、PMDAは何を考えているのでしょうか。

　それはともかく、剤型も違います。ノベルジンは錠剤とカプセルですが、プロマックは口の中で溶ける口腔内崩壊錠と顆粒という剤型です。

　薬価も違います。プロマックDは27.6円ですが、ノベルジン25は274.5円、ほぼ10倍します。

　生物学的製剤や新しい抗がん剤ほど高価ではありませんが、医療費縮小が叫ばれているこのご時勢に、なぜわざわざ同じような効果しかない高い薬価の薬を使うように、学会が仕向けるのでしょうか。これも理解に苦しむところです。厚生省の「55年通知」を真摯に受け止めれば、最初の時点からプロマックを亜鉛欠乏症の保険収載薬として使えたのです。

　昭和55年、厚生省保険局長から全国の社会保険診療報酬支払基金理事長宛に出された通達です。内容は「有効性や安全性が確立された医薬品は、薬理作用が同じであれば、適応外使用の医薬品であっても保険給付の対象と認める」というもの。当時、問題となった、抗がん剤のドラッグラグ解消の一つの方法でした。

4. 亜鉛補充療法による臨床症状の変化や血清亜鉛値などの変動、推移を詳細に追跡し、総合的に診断・診療をする（第4段階）

　亜鉛補充療法としてプロマック投与が始まって、総合的かつ論理的な診断治療をするときに重要なポイントが4つあります。

　ポイントの一つは、当然ながら臨床症状の変化の観察です。亜鉛欠乏症の症状ではないかと疑った症状が、補充療法で改善し治癒すれば、この患者さんは亜鉛欠乏症だったと結論づけても、概ねいいでしょう。

　ただ亜鉛欠乏症の症状には、補充療法実施後、短期に効果が出るものばかりではなく、効果発現が遅く、じっくり症状の変化に目を光らせなくてはならないものがあることを忘れてはなりません。その場合に参考になる一つの状態が、その患者さんにもともと隠れていた（自覚していなかった）潜在的な亜鉛欠乏症の症状の経過です。この気づかない潜在欠乏症状が意外とあって、食欲不振が良くなったり、かゆみがな

くなったりという短期で効果の出るものが合併、潜在していると、その症状の改善が診断の助けになります。これが２つ目のポイントで、３つ目のポイントが血清亜鉛値の推移、４つ目のポイントがALP値の変動の具合ということになります。

　血清亜鉛値やALPの変化をどう見るかは、先に挙げたとおりですが、私たちの経験で、多剤服用とか、よほどの吸収障害がある場合を除いて、亜鉛補充療法初期時の血清亜鉛値の急激な上昇は、ほとんどの亜鉛欠乏症例に見られるもので、より高い確率で欠乏症だと診断できる傍証の一つです。

　また、患者さんが多剤服用になっている時には、治療として、補充療法に並行して、問題薬剤の発見・除去や投与時の変更が必要となります。そんな複雑で効果発現が遅い症例の時でも、自信を持って長期の治療を継続していくには、血清亜鉛値やALPの変化に注意を払う必要があること、これもこれまでの治療経験が教えてくれたことです。

　さまざまな症状の効果発現の時期についてまとめますと、

• 効果発現が早い〜食欲不振、舌炎、口腔咽頭症状、慢性下痢、皮膚掻痒感
• 効果発現が遅い〜味覚障害、舌痛症

となります。

　「食欲不振」は、補充療法実施後、１〜２週間程度の短期間で、食欲が回復します。中には、補充療法を始めた翌日に回

復した例もあり、効果発現の様子は、まさに劇的です。がん末期のように器質的な異常がある場合でも、二次的な亜鉛不足で、食欲不振になっていることがありますから、緩和医療時の亜鉛の補充とステロイドの使用が、大変有効なことがしばしばあるのです。また、食欲不振にはしばらく遅れて回復する例がしばしばあり、消化管細胞の生成や消化酵素などの活性化や味覚の改善や種々の代謝の活性化が関与するものかと考えていますが、そんなとき患者さんには、「いつの間にやら食が進んで」などといわれます。

　一方、**「味覚障害」**は、短期に効果が出るものではありません。数週から1か月程度で効果が出るのはかなり早いほうで、普通はもっと長期の期間が必要で、難治の傾向があるように思います。しかも効果の出方は徐々としか言いようがなく、時には治療不可能ということもあるようです。障害の機序が単純でなく、細胞や酵素系や時に神経系等などの種々の障害が複雑に絡み合ったものなのでしょう。昔、抗結核薬のエタンブトール視神経障害というのがありました。初期に薬剤を中止すれば視力が回復しますが、遅れると失明しました。もしかすると亜鉛欠乏でも同じような神経系の障害に及ぶのかもしれません。

　ですから、「食欲不振」＝「味覚障害」ではありません。両方の症状があっても、食欲不振だけ劇的に回復する例や、食欲不振だけで味覚障害のない例を次々に経験して、発生の仕組みが全く違うことに気がついたのです。特に多くの場合、

亜鉛欠乏による食欲不振が、ごく短期間で回復することから、亜鉛欠乏症の潜在的指標として、補助診断の指標にしていることは先に触れました。実際、味覚障害の治療中に食欲不振が改善し、主症状だけが残って、遅れて回復することは、しばしば経験するところです。

　また、味覚障害には治療経過がくすぶり、スッキリしない症例も何割か存在しますし、多剤服用例は判定が困難なこともあり、味覚という主観的なものの障害であるため、治療効果の判定は簡単ではありません。年余を超えて追跡している症例もあります。

　舌痛の他に、舌に肉眼的異常所見を認めない、いわゆる「**舌痛症**」には、舌痛だけが症状という症例もありますが、多くは様々な口腔内違和感や味覚障害、潜在的食欲不振の合併や、アフタ性口内炎や口角炎などの既往があることもしばしばです。そして、1〜2週間で劇的に回復した症例もありますが、多くは徐々に痛みの範囲や強さが軽くなり、時々舌痛を忘れる日が生じ、またぶり返しては、それぞれの程度が軽快しという具合で、4か月から半年前後で治癒することが多いようです。中には、少数例ですが、半年から年余、いやそれ以上かかる難治例があります。舌痛症に限らず、亜鉛とキレート形成になる薬剤を服用している人や、多剤服用者に多い傾向があるようで、現在も追跡中です。

　そして、亜鉛補充療法でも、残念ながら**治癒・軽快しない舌痛症**を経験したこともご報告しなくてはなりません。一例

は、折悪しく帯状疱疹と重なったもの、もう一例の患者さん
は三叉神経痛で、神経ブロックなどの治療経過の中で、三叉
神経痛とは別の舌痛を訴えた例です。そのほかの例は、軽快
してもくすぶる多剤服用例が多く、治療と並行して薬剤の整
理・中止などが必要で、特に、多数の医師を受診している症
例は困難ですが、やらなければ治癒にならないと考えていま
す。

　「**舌炎**」のような症状や、「**口腔咽頭症状**」（口や喉の違和
感）は、亜鉛補充療法で比較的早期に、数日〜1、2か月程度
で、症状が消失することが多く、中には亜鉛補充療法をしな
くても自然寛解する傾向のある症例もあります。というより
大部分が自然寛解しているのかもしれません。しかし、これ
らの症状が亜鉛欠乏によると申し上げているのは、プロマッ
ク補充療法によって速やかに軽快することと、補充療法を継
続すると次第に再発しなくなることで証明できると考えてい
るからで、予備力と本当の意味の潜在性亜鉛欠乏の領域かも
知れません。

　日常よく経験する「**アフタ性口内炎**」も、放置しても、ス
テロイド軟膏でも収まりますから、個々の症例を亜鉛補充療
法の効果とするのは慎重でなくてはなりません。ただ、亜鉛
補充療法を受けている患者さんから、「これまでしばしば出
ていた口内炎が、発症しても、すぐに治るようになった」と
か「あの薬を飲んでから発症しなくなった」「味覚障害はま
だはっきりしないが、しばしば出て悩んでいた口内炎が発症

しなくなっただけでも嬉しい」などの声がありますし、次の
症例のような例も経験しています。

　その方は、私どもの診療所が開設して以来、10年にわたっ
て通院されている患者さんで、毎年何回もアフタ性口内炎が
発症し、診療録の傷病名欄には、繰り返し「発症と治癒」が
記載され、その都度、ステロイド系のデキサルチン口腔用軟
膏が処方されていました。

　ところが2003.06.12に褥瘡が発症、そのあと07.28に舌
先に大きなアフタ性口内炎が発症したため、亜鉛欠乏を疑い、
血清亜鉛値を測定しました。50μg/dlでしたから、低値と
認め、プロマック を投与しました。すると褥瘡も口内炎も
すぐに治癒し、以後のアフタ性口内炎の発症はありません。
血清亜鉛値は59→85→130μg/dl、一時期の中断を挟んで、
72→94μg/dl という推移でした。アフタ性口内炎が亜鉛欠
乏と関係していることを示唆する経過と考えています。

　褥瘡が亜鉛欠乏による皮膚の脆弱性が発症の主要因である
と私が考えているように、多くのアフタ性口内炎も粘膜の脆
弱性によるものかもしれません。そして褥瘡が亜鉛補充をし
なくとも丁重な局所療法で改善・治癒するのと同じように、
内因と予備力と外力のせめぎ合いで、説明できるのかもしれ
ません。

　口の端が切れて腫れる「口角炎」もよくある症状の一つで
す。昔、食料が充分になかった小学生の頃、級友の何人かは
いつも口のところの皮膚が割れていました。ビタミン B2.B6

の欠乏と言われていましたが、なかなか治ったという実感がありませんでした。医師になってからも、たまに口角炎の患者さんに出会いましたが、治した実感はありません。この口角炎も亜鉛の欠乏症だったようです。口角炎は裂けて痛いので、しばしば舐めて湿らせるため、口周辺にただれの皮膚炎を伴いますが、本質は口角の皮膚炎ではなく、小裂創です。亜鉛欠乏による膠原繊維の生成が異常となり、皮膚の伸展性が減弱することが原因ではないでしょうか。とにかく口角炎は亜鉛補充療法で簡単に治癒し、再発しなくなります。

　亜鉛欠乏による「下痢」の多くは、1〜2週間のごく短期で治癒します。とはいえ、亜鉛欠乏症としての慢性下痢の症例は多くありません。というか、そもそも下痢を主訴としてお見えになり、亜鉛欠乏症と診断治療されて完治した例が、当診療所にはないのです。ただ、他の主訴の治療中、いつも下痢の薬を飲んでいたのに、飲む必要がなくなったとおっしゃった方が何人もいます。『下痢が心配でバス旅行に行けなかったのに、行けるようになってうれしい』とわざわざ報告して下さった方は、特に印象的でした。治らない下痢に苦しんでいる方は、一度、亜鉛欠乏症の診断と治療を受けてみるのも一つの手段だと思います。

　「皮膚疾患」の効果発現の期間は、1か月から6か月、年余にわたるものまでいろいろあり、これは種々の疾患によります。

　「掻痒」（かゆみ）もいろいろで、種々の湿疹に伴うかゆみ

140

や、皮疹がなく全身疾患もないかゆみだけのもの、全身疾患に伴うかゆみなど様々ですが、その中で亜鉛欠乏が原因のかゆみが、かなりの割合であるのではないか、これは私の診療実感です。

日常の臨床でも、かゆみを訴える患者さんは多く、特に全身性の疾患や特別な皮疹がなく、ただ掻爬痕だけが目立つ老人性皮膚掻痒症や薬剤服用者の「かゆみ」は亜鉛欠乏の可能性が高く、その場合、亜鉛補充療法の効果発現は数日、早いものは翌日にも掻痒感がなくなるなど、その効果は劇的なものが多いようです。

ただ、少数ですが、かゆみが増悪する症例もあり、皮膚科の専門医に、これまでの掻痒モデルとは別の新たな目で、掻痒と亜鉛の関係を検討して欲しいと考えています。もちろん最近多い多剤服用患者さんの「かゆみ」は、他の亜鉛欠乏症例と同様に困難なことが多いのは、先に述べた通りで、亜鉛はかゆみだけでなく、健常な皮膚の生成・維持に重要な役割を果たしていることを、一般の医師はもちろん、多くの皮膚科医も、日本皮膚科学会の多くの指導的な立場の医師たちさえも、この本の執筆時には気が付いていないことを、記載しておきましょう。

緩和医療において、モルヒネやさまざまな鎮痛剤の開発・発展は、疼痛に苦しむ患者さんに大きな福音でした。同様に、この「かゆみ」もまた患者さんにはつらい症状です。原因はいろいろあろうかと思います。ただ、亜鉛欠乏も原因の

ひとつとして絡んでいるようで、食欲不振も含めて、医師も一般の方々も亜鉛のことを頭において欲しいと考えています。

【インタビュアーから】老化に伴う皮膚の病気

　年をとると、粉を吹いたり皮膚が痒くなる、とよく言われます。老人になって皮膚がカサカサになるのは、大部分が**「老人性乾皮症」**による乾燥のためで、高齢者の90％に発症すると言われています。皮膚の乾燥は脇腹や腰、スネ、肩、太ももなどに起こりやすく、普段はなんでもない刺激にも敏感に反応して痒くなります。この状態が**「老人性皮膚掻痒症」**です。かゆいから皮膚を掻く、するとかゆみ神経が伸びてきて、ますます痒くなります。掻けばかゆみが増し、痒い場所も増え、さらに強く、さらに広い場所をかいて、かき壊してしまう。この悪循環でできる湿疹が**「皮脂欠乏性皮膚炎」**です。

　ケアとしては使い心地のいい保湿剤を上手に使うこと。入浴は熱すぎるお湯を避け、長風呂も控え、ゴシゴシこするのもやめましょう。ナイロンタオルもよくありません。とにかく根っこにある「老人性乾皮症」のケアを、痒くなる前からしっかりしておくのが、最も効果的な予防です。

　この多くの高齢者が悩まされている皮膚疾患にも亜鉛欠乏が関わっていると倉澤医師は考えています。何より亜鉛補充療法をすると「治る」のです。

　同じことが、あとでお話しする「褥瘡」についても言えます。

　倉澤医師の褥瘡観は革命です。なにしろ「褥瘡の主な原因は亜鉛欠乏にある」といい、「局所療法は適度でよく、プロマック投与による亜鉛補充療法で、ほとんどの褥瘡は治癒する」と断言す

るのです。なぜなら「褥瘡に見られるような皮膚の脆弱状態は亜鉛欠乏による酵素の機能不全から代謝異常が起こり、治癒が遷延するものである。だから皮膚の状態が回復すれば、多少の圧迫で局所の血行障害が生じても、褥瘡には発展しない」そして、この言葉は、ずっと積み上げてきた「事実」で裏打ちされています。

　倉澤医師はRCT（ランダム化比較試験）などはやっていません。EBMの観点からは多少弱いかもしれませんが、だからと言って、信頼性が乏しいと、ただ非難することこそ、どうなのでしょう。医療関係者ならおわかりのように、信頼性のあるRCTを実施するには、かなりの規模の体制と、資金と準備が必要です。期間もかかるし、同じ病状、程度の患者さんを一定数集めることだって大変です。それは、地方の小さな診療所ではなく、多施設に呼びかけて行なうことができる日本褥瘡学会の仕事ではないでしょうか。

　倉澤医師自身も、「日本褥瘡学会のように、まだまだほとんど亜鉛補充による全身療法なしで、局所療法主流の施設が多い現状では、亜鉛補充療法の全身療法に適切な局所療法を加えた施設と比較検討するには、局所療法の経過評価に欠かせないDESIGN-Rが有用ではないか」と述べています。

　次章では、なぜ日本臨床栄養学会が亜鉛欠乏症の間違った基準を出したのかについての倉澤医師の考察を話していただいたあと、章を改めて、褥瘡と舌痛症の治療についての倉澤医師独自の考察について、話していただきます。難治と言われる褥瘡や舌痛症が治癒したという事実の重みをどう受け止め、どう将来に生かすかがテーマですが、倉澤医師は、日本臨床栄養学会のみならず、日本褥瘡学会の考え方や態度、レスポンスの質などにも、少なからぬ疑問を持っています。そのことも具体的にお分かりになることでしょう。

そして、何より日本臨床栄養学会や日本褥瘡学会が、脚気での森林太郎のような誤った判断をされないことを、切に望みます。

第6章
誤りの「新基準値」を正す

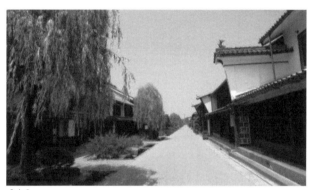

海野宿

　東御随一の観光地海野宿は、しなの鉄道田中駅と大屋駅の
ちょうど中間にある静かな宿場町。道の中央を流れる用水と
伝統的な建物がよく調和した東御随一の観光地です。

それはあまりにも突然の変更でした。

2018年7月、（株）SRLを始め、日本の多くの臨床検査所で、血清亜鉛値のいわゆる「基準値」が、65〜110μg/dlから、80〜130μg/dlへと変更されたのです。

それまで広く使われていた65〜110μg/dlという血清亜鉛の「基準値」は、（株）SRLが日本で最初に原子吸光分析法で血清亜鉛濃度を測定し始めた当時、同社の（健康な）職員162名の血清亜鉛濃度を測定したデータから統計学的に制定したもので、以来2018年6月までざっと45年近く、「基準値」として日本中に通用してきた数値です。その「基準値」を一言の説明もなく、ただ新しい「基準値」は日本臨床栄養学会の「亜鉛欠乏症の診療指針2016」という論文から抜き出した「文献値」だという説明だけで変更するとは、いったいどういうことなのでしょうか。

変更以来ずっと頑なに沈黙を続けている（株）SRLに、この場を借りて質問したいと思います。

1. 40年以上通用してきた貴社の制定した「基準値」に一体どのような不都合な問題があったのか。
どのような必要性があって、文献値を採用し、基準値を変更したのか。
2. 新しい「基準値」（文献値）は、今進められている臨床検査値のISOの定義に基づく「基準値」との矛盾や食い違いがあると思われるが、それを当事者としてどのように「納得」したのか。
3. 学問的正しさも根拠も不明確で、学術的には10年余も昔

> の一学説だった「文献値」が、臨床現場で今後無批判に広
> がるのを、どう考えているのか。

　文献値を提供した日本臨床栄養学会にも、同様の質問をし
たいと思います。

> 1. 40年以上通用してきた「基準値」に一体どのような不都
>   合な問題があったのか。
> 2. どのような必要性があって、文献値を採用し、基準値を変
>   更したのか。
> 3. この新しい「基準値」は、今進められている臨床検査値の
>   ISOの定義に基づく「基準値」との矛盾や食い違いがある
>   と思われるが、それに対する見解は。
> 4. このままでは学問的正しさも根拠も不明確で、学術的には
>   10年余も昔の一学説にすぎない「文献値」が、臨床現場で
>   無批判のまま広がってしまう、それに対する見解は。
> 5. 文献値を導き出した経緯と、根拠となったデータの詳細に
>   ついて、速やかに公開していただきたい

　本当は永久に残るであろう書籍に、この様な質問を載せた
くはありませんでした。学会内の討論やインターネット上の
質疑討論、そして本来責任ある学会や組織が開催するシンポ
ジウムや検討会で検討・納得の上で、学問は進歩するものと
思っていましたが、日本の学会は異なるのでしょうか？　年
余にわたり、個人はもちろん学会等の組織からも反論はおろ
か、全く反応がありません。やむなくこの書籍を通じて質問
とします。

私がこれらの質問をするのは、この「新基準値」の依って立つ根拠が薄弱なだけでなく、数値の設定自体が現状と全く乖離していて、もしこのまま基準値（基準範囲）として通用するようになれば、国民病とさえ思われる亜鉛欠乏症という疾病の正しい診断ができないばかりか、現在症状に苦しむ患者さんや、治療に当たる医師や看護師に、無用かつ名状し難い苦痛と混乱を与えることになると思われるからです。

　思えば、私たちが「亜鉛欠乏症」に苦しんでいる患者さんが少なからずいることを学会などで発表した時、「亜鉛欠乏症とは味覚障害のことでしょう」とか、「そんなばかなことがあるはずがない」、あるいは「いまのこの飽食の時代に亜鉛の不足など起こるはずがない」などと、陰でそっと、あるいは近くで聞こえるように否定されたことが、まるで夢のようです。事態は完全に変わり、様々な学会で亜鉛欠乏症の存在が認知されつつあるだけでなく、その発見・治療の重要性が声高に騒がれるようになったことは、亜鉛欠乏症と診断された患者さんだけでなく、診断もされずに症状に苦しんでいらっしゃる患者さんにとっても、未来に希望が持てる本当に素晴らしいことだと思います。

　ただ、それでも、亜鉛という元素が生命維持に必要不可欠で、ほとんど全ての臨床・保健医療に関わっていることとその重要性について、医師の２割にも周知されていない現状は、極めて残念というしかありません。だからこそ、亜鉛欠乏症という疾病の正しい理解と適切な臨床診断・診療が何よ

り必要であり、そのためにも、亜鉛生物学の発展に重要な関係のある血清亜鉛値と、その考え方の基本中の基本である「基準値（基準範囲）」についての間違った情報は、将来に禍根を残す大変に困ったことだと、私は考えているのです。

　果たして、これは私の取り越し苦労や誤解なのでしょうか。

【インタビュアーより 】（株）SRL

　設立は 1970 年 6 月 16 日、最初の社名は「東京スペシアル・レファレンス・ラボラトリー」（特殊検査の標準となるような検査機関という意味）と言いました。その後、社名から東京が抜け、カタカナ表記はいかにも長かったのでしょう、頭文字を並べた「SRL」になったようです。資本金 11027 百万円（2018 年 3 月 31 日現在）、従業員数 2361 名。押しも押されもしない、日本を代表する臨床検査所です。

1.「基準値」としても論外な新基準値

　基準値と書きましたが、現在は「基準範囲」と呼ばれることが多いでしょう。健常者の検査結果でしたから、一般的に「正常値（正常範囲）」と呼ばれていたことはご承知の通りです。しかし、今、その用語は表向き使われていません。

　「正常」という文言の印象に引っ張られ、「健康状態の指標だ」「健康と異常を見極める数値だ」などと考える多くの混乱や誤解があったためで、それは私たち医師も例外ではあ

149

りませんでした。そして、その誤解や混乱が、今も尾を引いています。

　一体、基準範囲とはどういうものなのか、昭和30年、日本で最初に臨床検査部を設立した東京大学付属病院検査部の説明を引用させていただきます。

　「健常者の測定結果を集計すると、通常、左右対称の山型になります。このうち極端に高い数値2.5％と低い2.5％を除き、この平均値を挟んだ健常者の95％が含まれる範囲を基準範囲として用いています」

　つまり、基準範囲は正常・異常を区別したり、特定の病態を判断する値ではなく、健常な人の血清亜鉛値を測ったとき、95％の人が入る値でしかありません。病態を診断する数値は、「臨床判断値」のうち「診断閾値（カットオフ値）」と言われるもので、基準範囲と臨床判断値は明確に区別して使い分ける必要があります。

　いずれにせよ統計学的に正しい数値範囲が重要で、平均値や標準偏差と、あとで出てくる68％ルールなどを使えば、測定数値の検証ができますし、過去の数値や諸外国の数値とも比較することができるデータとなります。

　一方、（株）SRLが新しく設定した新基準値は「亜鉛欠乏症の診療指針2016－日本臨床栄養学会」による「文献値」ですから、東京大学の検査部が示している、「ISO15189臨床検査値」の生物学的基準範囲に基づく「基準値」ではありませんし、理由などは後述しますが、「健常値範囲」とも言え

ません。

その点、これまで（株）SRL が使っていた基準値（旧基準
値）は、自社の健常な職員たちの血清亜鉛値を測定し統計的
に制定したもので、まさに基準範囲（基準値）です。日本の
主要な臨床検査所が「血清亜鉛の基準値」として使用してき
ただけでなく、内容をみれば、現在のISO15189の用語定
義「生物学的基準範囲」に沿った「基準値」だと考えられ
ます。この（株）SRL の基準値の平均値は、ほぼ同時期に
行なわれた米国での血清亜鉛濃度の疫学調査データ、The
second National Hearth and Nutrition Examination Survey
（NHANESII）にもほぼ合致していて、今日まで国際的にも
オーソライズされていたものでした。（先の章でも言いましたが、
1000例を超す血清亜鉛値の大規模疫学的調査は、このNHANES II
の後は、私たちのKITAMIMAKI STUDY までなかったのです）

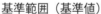

基準範囲（基準値）

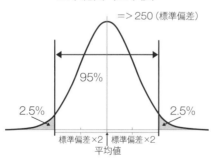

統計学的にも学問的にも、そして国際的にも通用していた
基準値をなぜ変えたのでしょうか。「旧基準値」に一体いか

なる問題があったのでしょうか。

　もちろん自社測定の「基準値」になんらかの問題や間違いがあったなら、速やかに訂正するのは、臨床検査所としては、当然のことです。しかしその際、創業以来、医学・医療に真摯に向き合って来た企業として、それは一体何だったのかを、社会に対して明確かつ納得しうる説明を行なう義務と責任があります。私はこの新しい基準値らしきものが発表された当初から、学会や論文、インターネットなど、様々な機会と場所と手段を通じて、再三再四、同社や学会に説明と回答を求めて来ました。しかし、今に至るまでなんの回答もありません。

　思い出すのは、今から10年以上前、日本微量元素学会で亜鉛欠乏症と血清亜鉛値の乖離（症状は亜鉛欠乏症なのに、測った血清亜鉛値はいわゆる正常値だったというのが典型です）が大きな話題になっていた時のことです。

　当時の議論の中心は、どうすれば血清亜鉛値の絶対値で亜鉛欠乏症の診断ができるかと言うことで、血清亜鉛濃度の評価について、関係者は皆、苦心惨憺の検討を重ねていました。世界的な医学教科書にも「血清亜鉛値は診断の決め手にならない」と記述されていましたし、私の学会での発表を受けて、亜鉛欠乏症か？　と疑った患者の血清亜鉛値を測った多くの医師から、「症状はまさにあなたのいう亜鉛欠乏症なのだけれど、多くの血清亜鉛値が基準値の最低値以上の数値で正常なのだ」と言われるのが、典型的な反応でした。その度に、

欠乏症状が見られるなら、亜鉛欠乏症として治療しなくては
いけないでしょう、とお答えしたものです。

　そんな状況を引き起こしていた元凶は、ヒトの血清亜鉛値
の生物学的意味がまだ不明確であった当時、健常者の基準値
＝正常値だと考えていた間違い常識に、医療界が陥っていた
からでした。そして数値で亜鉛欠乏症が診断できないのな
ら、基準値の数値そのものに問題があるのだろうと、臨床的
に殆んど亜鉛欠乏症者が存在しないであろう健常者の臨床上
の基準の範囲を決めようと提案されたのが「80 〜 130μg/
dl」という案で、その時に臨床診断の立場で冨田寛先生たち
から提唱されたのが、80μg/dl という、病態を判断する診
断閾値（カットオフ値）だったのです。

　日本臨清栄養学会の論文でも「冨田ら駒井らは、血清亜
鉛値が 60 〜 79μg/dl の範囲においても亜鉛欠乏症状を呈
し、亜鉛投与で症状の改善が見られる患者も多いことより、
基準範囲を 80 〜 130μg/dl とすることが適切であり、60 〜
80μg/dl 未満を潜在性亜鉛欠乏症、60μg/dl 未満を亜鉛欠
乏症とすることを推奨している」と記載されています。今度
の指針は、まさに 2010 年当時の議論の丸写しで、何の進歩
もありません。

　その時に同時に出されたのが、荒川泰昭先生の「日本人に
おける血清亜鉛の基準値設定に関する問題点」（Biomed Res
Trace Elements23/2012）という論文でした。

　この中で、荒川先生も「生物学的基準範囲」を原則としつ

つ、臨床上の血清亜鉛値の乖離の問題について、「臨床上の健常値範囲」を80〜130µg/dlにすればと提案されています。ただ、先生が使われた健常値範囲や健常値下限という文言は、統計上意味のある基準値や基準範囲とは明確に異なることを意識して使用されていて、それは「生物学的基準範囲」の重要性を十分に認識されてのことですし、さらに、基準値を変更する場合について「全国すべての取引先医療機関に対して、変更理由を明らかにした上で、変更内容の説明責任が生じる。この点を確実に行わないと過去のデータとの違いが生じ、臨床の現場の混乱を招きかねない」と、まるで現在の混乱を見越した記述をされています。

　さらにいうと、日本臨床栄養学会の「基準範囲を80〜130µg/dlとすることが適切で、60〜80µg/dl未満を潜在性亜鉛欠乏、60µg/dl未満を亜鉛欠乏とすることを推奨」という「文献値」の出典根拠の一つは、「1975年微量金属代謝研究会が発足し、フレーム原子吸光法による血清亜鉛の正常範囲は80〜130µg/dlであるとする合意があった」との冨田寛先生の見解（『味覚障害の全貌』診断と治療社）によるものですが、それは言ってみれば、1975年から2010年ごろまでに出された「一臨床判断値」にすぎません。しかも提唱者の冨田先生自身、のちにそうした区分は意味がないと記述されているのです。

【インタビュアーから】富田寛先生の主張

　長く味覚障害を亜鉛欠乏症として研究されてきた冨田寛先生は、基準値以下の血清亜鉛低値の味覚障害は亜鉛欠乏症、正常であるべき基準値内にも多くの味覚障害患者がいて、亜鉛補充療法で軽快・治癒するので、血清亜鉛値は正常の潜在性亜鉛欠乏（症）、そして当時の常識では考えにくい「基準値」の高値域 80μg/dl 以上の初診時高血清亜鉛値症例を突発性味覚障害と分類されました。しかし、その後冨田先生は「味覚障害の全貌」（2011、診断と治療社）のなかで「突発性味覚障害は亜鉛欠乏性味覚障害と、初診時の血清亜鉛値測定の値によって便宜的に分類されたのであって、亜鉛内服療法の有効率には両群間でまったく差がないことがわかった」と書かれています。これについて倉澤医師は、「文献だけでなく、臨床医としての観察と実証行動、そして思考過程の素晴らしさに、自然科学者として真理に向かう冨田先生の姿勢に頭が下がる思いがしてなりません」と話しています。

　つまり文献値の根拠は、ヒトの血清亜鉛値の疫学的な知識がまだ不充分だった時期、日本でも世界でも亜鉛欠乏症と血清亜鉛値の乖離に悩んでいた頃の、臨床上の苦悩の判断値であり、それがそっくりそのまま、知見が急速に進んだ 2016 年、2018 年の論文となり、さまざまな批判もある中、その論文から「文献値」として採用され、社会に拡散されたのです。

　この「新基準値」について、なぜ旧基準値がいかなる理由で変更され、新基準値はいかなる意味のある基準値なのか、そして、なぜ急に変更しなければならなかったのかの検証を進め、回答を求めたいと考えます。インターネットの場が適

当でないなら、日本臨床栄養学会はもちろんのこと、最低でも日本臨床検査医学会、日本医学検査学会、日本臨床検査化学会、日本臨床検査技師会、日本衛生検査所協会などの学会や医療関連団体に、シンポジウム開催やそこでの検証を求めたいと思います。また筆者は求められれば、どの学会でも、どのシンポジウムにでも応ずる用意があることも申し添えておき、その回答が来るまで、もうしばらく「新基準値」の検証作業を進めることにします。

　私は議論の過程で、亜鉛欠乏症者群の初診時の血清亜鉛濃度の分析やMIMAKI DATAの集積されたデータなどから、「血清亜鉛値80μg/dlの意味するもの」（Biomed Res Trace Elements22/2011）などの諸論文で、血清亜鉛値や基準値の意味について述べてきました。次章、「2.MIMAKI DATAによる検証」で、それらをまとめて述べてみましょう。

【インタビュアーから 】基準範囲と臨床判断値

　2014年の春、日本人間ドック協会が150万人という膨大なデータをもとに発表した検診基本検査の「基準範囲」が大いに話題になりました。それまでいわゆる「正常値」と考えていた数値と、尿酸やコレステロールの数値が、かなり大きな差があったからです。その根底には、基準範囲、正常値、臨床判断値を混同し、誤解してきたことがあります。それは一般市民もそうですが、医師や医療関係者の間にも、その誤解が根強くあったことを、明瞭に示しています。

　「基準範囲」は本文中にあるように健康人だけから得られた項

目それぞれの分布幅を示すデータです。病気がなく健康な集団の測定結果を集計すると、普通は左右対称の山型になります。そこから極端に高い2.5％と低い2.5％を除いて、平均値を挟んだ健常者の95％が含まれる範囲が「基準範囲（基準値）」です。測定値を解釈する目安にはなっても、どこからどこまでを「正常」とする数値ではないし、病気の診断やリスクの評価はできません。また、治療の目標のために作られたものでもありません。「健康」な方を採血し、測定で得られた値の分布から、95％の領域を統計的に処理して求めた値の分布幅ですから、健常者でも測定値が基準範囲から外れることがあり得ます。健常者の検査結果ですから、かつては「正常範囲（正常値）」と呼ばれていて、これも混乱と誤解の元だったのですが、決して「健康状態の指標」ではないのです。

　一方、「臨床判断値」は、特定の病気について、診断基準や有無の判別、予防、治療、予後の判定や、治療の目標として用いられるものです。それぞれの疾患の専門家が決めますから、基準範囲内であっても、臨床判断値で「異常」とみなされることもあります。問題は、この血清亜鉛値の数値が「専門家」による「臨床判断値」なのかどうか、というところです。

【インタビュアーから】ISO15189

　ISOはスイスのジュネーブに本部を置く非政府機関International Organization for Standardization（国際標準化機構）の略称で、世界貿易機関（WTO）が国同士の貿易障壁をなくすために作ったものです。重さ、長さ、温度など、計測に関する基準も関係していますし、企業などではISO9001品質マネジメントシステムの取得が一時、ブームのようになりました。

その中でISO15189は臨床検査室に特化したISOです。従来の品質マネジメントシステム要求事項であるISO9001と、技術的能力があり分析試験結果の品質を保証するISO17025を併せ持つもので、欧米を中心にアジアやオーストラリアでも多くの検査室が取得し、運用されています。

　これは検体採取から検査結果の報告の全てに渡って明確なマネジメントシステムの要求事項に従って行なうもので、結果として技術能力が評価され、国際的な検査の品質と比較できますから、検査データに対する信頼性が向上するだけでなく、診断や治療などのリスクを最小限に抑え、診療に対する安心感や信頼感が高められるなど、多くのメリットが得られる世界規格となっています。

　血清亜鉛の測定でも、検査機関や検体の採取時間など、様々な差異があることがこれまで報告され、単純に数値を比較することの是非が問われることになっていました。各検査機関がこのISO15189を取れば、検査データの信頼性が増し、同じ地盤で比較することが可能になるのではないでしょうか。

2. MIMAKI DATAによる検証

　次頁の図は、先にも紹介した2003年に私たちが行なった旧北御牧地区にお住いの地域住民1431名の血清亜鉛濃度調査の午前採血分の分布図です。小中学児童347名、成人518名の分布図となっています。太い横線は、当時の基準値の最高値110μg/dlと最低値65μg/dlです。

　一見してわかるのは、小中学生の血清亜鉛値がほとんど

「基準値」内に分布していること、成人群は「基準値」の低値域に分布する傾向があること、回帰曲線が右肩下がりとなっているように、血清亜鉛値が加齢とともに低下する傾向があること、同時に、亜鉛欠乏症を思わせる基準値の最低値を下回る例が、加齢とともに増加していることです。

　このデータを（株）SRLの元々の（基準値の）データと平均値などを比較することにしましょう。比較するのは、成人の20〜69歳の午前採血分341名のデータで、この成人群の血清亜鉛値の平均値は78.9 ± 11.6μg/dlとなり、（株）SRLの平均値87.5 ± 11.2μg/dlと比べると、約10μg/dl低くなっています。（このKITAMIMAKI STUDYの分布はほぼ正規分布を示し、正規性の検定では近似の正規分布曲線であることを申し添えておきます。詳しくは前の章をご参

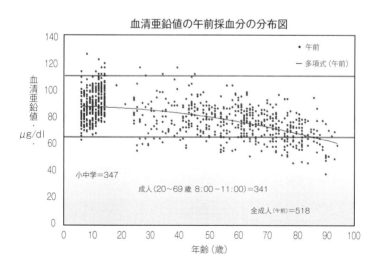

血清亜鉛値の午前採血分の分布図

照ください)

　この地域住民の血清亜鉛値の実測データに、問題の（株）SRLの「新基準値」を当てはめてみると、どうなるでしょう。グレーの部分がその「新基準値」ですが、一体これが本当に「基準値」の名に値するものなのかどうか、関係者の皆様には一度、虚心坦懐に見ていただきたいと思います。

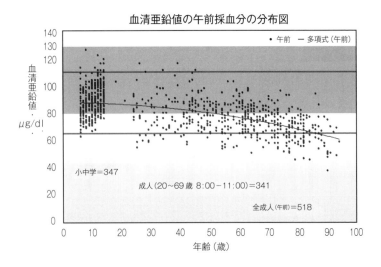

血清亜鉛値の午前採血分の分布図

　これまでKITAMIMAKI STUDYやMIMAKI DATAで10000件を遥かに超える測定をしてきた私たちの施設ほど、数多くの血清亜鉛値を測定し、そのデータを持っているところはないでしょう。どの調査でもデータの提供はやぶさかではありませんので、一度ご自分たちでプロットし、「新基準値」の妥当性を検証することをお勧めします。

　何故なら、この新基準範囲は異様ぶりがプロットとともに

明らかになるからです。小中学生のおよそ3分の1弱、成人の半数以上が、最低値である80μg/dlを下回っています。基準範囲制定の統計的手順を踏んでいないので当然ですが、いったい一般成人のおよそ半数を「異常」とする基準範囲は、本当に「正しい」と言えるのでしょうか。亜鉛欠乏症を取り逃がさないという気持ちはわからないでもありませんが、臨床判断値としても論外であり、いかにも行き過ぎです。しかも、もっと問題だと思うのは、この分布図の65〜80μg/dlの方々が本当に亜鉛欠乏症だったのかという「検証」が、まったく行なわれていないことです。

　端的に申し上げて、この基準範囲は、日常、実地に亜鉛欠乏症の診察・治療をしている医療関係者のものではなく、科学的な事実も理論も離れ、机上の論文だけから論文を作り上げた結果としか思えないのです。この点についても（株）SRLと日本臨床栄養学会の面々にお聞きしたいと思います。

3. デジタル思考の薄っぺらさ

　このデタラメな数値以上に問題だと思うのは、私が「デジタル思考」と名付けている、人体の特性を全く無視し、数値だけで診断しようとする愚かな思考回路です。このデジタル思考は、物事を決める際、個別の事情を考慮せず、ただ白か黒かをはっきりさせるという極めてイージーな思考様式のことですが、残念ながらアナログである私たちの人体は、ただ

のタンパク質の塊ではないし、0か1かというデジタルでもできておりません。

　しかも、この文献値の根拠となった「亜鉛欠乏症の診療指針」の筆者たちは、「統計」の持つ本質的な意味と限界をも、充分にお分かりになっていないように思われます。

　統計は、現実で何かを決めるために、ある一面を抽象化して白か黒かを決める方法論です。抽象化する過程で、個々のケースの差異はないものとして丸められ、その差異を重視するかどうかは、統計を扱う人間の度量と知性に委ねられるしかありません。そして、その人間が知らなくてはいけないのが、統計は手段であって事実ではないということです。EBM（エビデンス・ベースド・メディスン）流行りの現在、医学領域でも医療データによる統計が幅を利かせています。しかし、統計の持つ本質的な意味と限界を知らなければ、パソコン画面を見つめたまま、一度も患者の方を見ることなく診察する医師のような、検査の数値ばかり気にして、目の前の患者さんの体の具合や症状を無視する誤った診療指針が生まれ、それを深く考えもせずに遵守するだけの、医師とも言えない医師ばかりが生まれてしまいます。

　昔でさえ、目の前の患者さんの症状は確かに亜鉛欠乏症だけれど、血清亜鉛値が「正常」だから、亜鉛欠乏症ではないなどと診断してしまう医師が多かったのですが、EBM全盛のいま、昔以上に数値だけを見て診断する医師が増えている可能性があります。それでは、人をケアし、キュアする医療

162

本来の営みから、どんどん遠ざかってしまいます。

　大事なことは、「数値やデータではなく、目の前の患者さんの症状を可能な限り診察し、それに沿って診断を下し、治療方針を決める」こと。そのよりどころに科学的根拠のある数値の意味を参考にすること。その真摯な、医師であるなら極めて当然の努力が、この新基準値にはかけらも見られません。

　うがった見方をすれば、今回の変更は、一つの明確な意思が陰で働いたためではないか、そんな気もします。新基準値は、低亜鉛血症という、これも突然に出てきた、存在も定義も曖昧な「疾病」（？）を増やすために作った基準値ではないか、という疑念です。

　日本臨床栄養学会ミネラル栄養部会の「亜鉛欠乏症の診療指針2016」の論文が出た翌2017年、全身の組織に銅が過剰にたまるウィルソン病という、全国の患者数約2000人の稀な難病の治療薬だった「ノベルジン」という薬が、「血清亜鉛値が低下し、体内の亜鉛が不足した状態」という低亜鉛血症の保険適用薬として収載され、その薬品会社のHPには、「亜鉛欠乏症の診療指針2016」にあった数値や診療指針が、ほとんどそのまま紹介されました。そして2018年になると、「亜鉛欠乏症の診療指針2016」とほとんど同じ内容の論文がインターネット上に「亜鉛欠乏症の診療指針2018」として公開され、それとほぼ同時に、Wikipediaなどへの記載が変わり、（株）SRLをはじめとする臨床検査所が、同論文の内

容を根拠とする「文献値」として「基準範囲（基準値）」を、なんの説明もなく変更したのです。

　このような流れを俯瞰すれば、そこに何らかの意思を感じるのは、あながち陰謀史観とも言えないのではないでしょうか。この点についても、ぜひ、日本臨床栄養学会に真摯な回答をお願いしたいものです。

【インタビュアーから】MIMAKI DATA

　倉澤医師たちは 2002 年秋に第一例の亜鉛欠乏症患者を診察、治療して以来、亜鉛欠乏を疑った患者さんすべて、エクセルで一括整理集積してきました。その総数は現在まで 1100 人を超えています。その中には後に亜鉛欠乏症ではなかったとわかった人や、追跡が中断してしまったなどで診断確定ができなかった人などもいますが、何度も亜鉛欠乏症を発症、軽快、治癒を繰り返す方や、再三再四同一、または複数の欠乏症状を発症して十数年以上も追跡されている数多くの患者さんなど、多くの多彩な症例が集まっており、その総症例数は 1000 症例前後になります。このデータを MIMAKI DATA と名付け、現在も、その内容や症例を追加、追跡、集積中です。このデータより、さらなる発見も大いに期待できることでしょう。

4. 健常群と異常群の基準範囲

　角度を変えてもう少し「基準値（基準範囲）」の検討を続けます。

　昔は疾病や異常を見分けるために、長らく「正常値」が示

されることが多く、これを「いわゆる健常者群の基準値」とすれば、それとは別に「異常者群」の基準値もあっていいはずです。

そして、これら健常、異常それぞれの「基準値」がISO 15189の「基準範囲」の考えに沿った統計上のデータ上に成立し、正規分布と近似のものになっているとすれば、統計学的条件の定義は一定ですから、他の統計学的に正しい「基準範囲」のデータとも、およその比較をすることができるのではないでしょうか。

例えば、血清亜鉛値の(株)SRLの旧基準値を、制定された1977年ごろ、亜鉛欠乏症がごく稀な時代だったのものと仮定すれば、健常者群の基準範囲として、現代の疫学調査と比較などもできるでしょう。

なぜこんなことを言うのかといえば、その際、被測定者を健常者（非亜鉛欠乏症者）と亜鉛欠乏症者の群に分け、それぞれ基準値を算定すれば、健常者と異常者の血清亜鉛値が生物学的にどのように分布しているかがわかり、亜鉛欠乏症の診断と診察の適切な一指標となるはずだからであり、その調査データが統計学的条件を満足する限り、正規分布の68％、95％ルールを応用して、確率的にも診断を予測できるようになることが期待されるからです。

【インタビュアーから】68-95-99.7 ルール

　正規分布する数値では、平均から 1 σ（±標準偏差）範囲（平均値を中心とした標準偏差の 2 倍）に約 68％ の要素が含まれ、2 σ 範囲（標準偏差の 4 倍）には約 95％、3 σ 範囲（標準偏差の 6 倍）には約 99.7％ が含まれる、というのが 68-95-99.7 ルールです。つまり、1 標準偏差の範囲には約 68％、2 標準偏差の範囲には約 95％、3 標準偏差の範囲には約 99.7％ のデータが含まれるということで、特に 95％ という数字は「95％ 信頼区間」と言われ、私たち人間は、約 95％ の確率で起こる物事を、「ほぼそうなる」という感覚を持って捉えると言われています。反対に、ここで洩れた 5％ ですが、私たちの感覚では「ほぼあり得ない！」とか「例外」と考える傾向が強いそうです。さらにいうと、薬の副作用の発現頻度の記述で、「稀に」というのは 0.1％ 未満の、「ときに」は 0.1 ～ 5％ 未満の発現頻度の時に使われています。

　平均±標準偏差の間にデータの約 68.3％ が含まれる

　平均± 2 標準偏差の間にデータの約 95.4％ が含まれる

　平均± 3 標準偏差の間にデータの約 99.7％ が含まれる

　（小範囲の外には、データの約 0.3％ が含まれる）

　現在の「新基準範囲」は単なる「文献値」で統計学的条件を満足できていませんから、この比較には使えません。そこで従来のデータを使ってやってみるとしましょう。

　私たちの測定によって、一般市民の約 30％ に亜鉛欠乏者の疑いがある今、現在の疫学的データも「健常者群 + 少数の亜鉛欠乏症者」と考えるしかなく、この比較には使えません。現時点で、作為無しにもっとも「健常者群の基準範囲」に近

いと思われるものは、（株）SRL が基準値を設定した時のものです。このデータで 65 ～ 110 μg/dl に相当するのは平均 87.5 ± 11.2 μg/dl の正規分布曲線です。これを「健常者群」として示します。次ページの右の山です。

　一方、左の山で示したのは、私たちの施設で診察し、その後の治療ではっきり改善した亜鉛欠乏症 257 名の初診時（当然、未治療）の血清亜鉛値の分布データです。この「異常者群」（亜鉛欠乏症群）の平均値は 62.1 ± 13.1 μg/dl で、標準偏差の 2 σ に当たる基準範囲は 36 ～ 89 μg/dl でした。

　これを見ますと、65 ～ 89 μg/dl の範囲で、健常者群と異常者群が大きく重なっていることがわかります。つまり、二つの群の平均値の差、約 25 μg/dl が重要で、私たち人間は、個々人が持つ至適血清亜鉛濃度から平均値で約 25 μg/dl 程度低下すれば、欠乏症の症状が顕在化するのではないかという仮説が成り立つと考えられるのです。MIMAKI DATA から亜鉛補充療法で治癒した亜鉛欠乏症症例の初診時血清亜鉛濃度と治癒時の差からも、長期亜鉛補充療法により平衡に達する血清亜鉛値の動きも、この仮説に矛盾しません。

　さらにいうと、健常者の基準値 65 ～ 110 μg/dl の、以下にも以上にも、健常者が存在するのは ± 2 σ のことから当然ですし、また、120 μg/dl 以上にも、54 μg/dl 以下にも健常者が約 0.15％ 程度は存在することも、統計的ルールからいって当然です。

　つまり、私たちには、それぞれおよそ固有の至適な血清亜

鉛値があり、その至適血清亜鉛値が120μg/dlという人が、90〜95μg/dlになれば、いくら基準値の「健常者群」内の値であっても、亜鉛欠乏症の症状を示すのは至極当然です。私たちも経験しましたが、ごく稀には110μg/dlでも欠乏症の方がいらっしゃいました。つまり、「群の基準値は、個の正常値」ではなく、血清亜鉛値と症状の乖離はあって当然で、何も自然の法則に反するものではないということなのです。

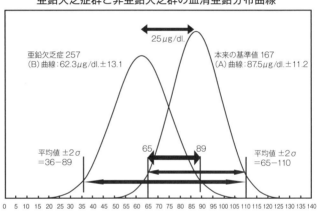

亜鉛欠乏症群と非亜鉛欠乏群の血清亜鉛分布曲線

5. 群の基準値は個の正常値に非ず

遺伝的に純系ではない私たち人間は、さまざまな遺伝子が複雑に組み合った、個々バラバラな存在です。しかし、それでも多数の個体を「群」として集団で捉えると、多くの生体値は特有の正規分布曲線を示し、一定の基準値を持った連続

した分布となります。その分布の状態を表すのが平均値と標準偏差で、その統計学的正しさには驚くべきものがあります。

　注意したいのは、「群の基準値は個の正常値ではない」こと、つまり、群の基準値だけで患者一人一人の正常・異常を判断できないという原則（事実）です。言い換えると、基準値の表示はデジタルでも、それを判断する医師の思考の根本にアナログ思考がなければ、適切な診断や治療はできないのです。

　日本臨床栄養学会の単純デジタル思考によれば、血清亜鉛値 60 μg/dl 以下を「亜鉛欠乏症」としていますが、54 μg/dl の健常者が人口 1000 人なら 1 名、10000 人なら 10 人存在していてもおかしくありません。この健常者の存在は、鑑別診断や私たちがこれから目指す、国民全体を対象とするような大規模な保健診療では、大きな問題になります。同様に、80 μg/dl 以上を「健常」としていますが、これが現実に多くの誤診を生んでいることにも論を俟ちません。（株）SRL の新基準値の最低値 80 μg/dl 以下に健常群の約 1/4 が存在するからです。

　私たちがのちに「亜鉛欠乏症」だと診断し得た 257 名の初診時の血清亜鉛値の分布を見ても、亜鉛欠乏症の約 10% が 80 μg/dl 以上だったこと、110 μg/dl を超える亜鉛欠乏者がいたことなど、決して「デジタル思考」では理解できないでしょう。

さらに怖いのは、この単純な「デジタル思考」が進めば、患者さんの実際の症状や病態に目を向けることなく、血清亜鉛値だけをいわゆる「正常」な「基準範囲」にすることが治療だ、「さあ $100\mu g/dl$ を目指してノベルジンを使って補充療法をやりましょう」などと、多くの医師が平気で言うようになるかもしれないことです。

　その端的な例の一つが、今提唱されている「低亜鉛血症」なる怪しげな病名です。2019 年 9 月、京都で開催された第 6 回国際亜鉛生物学会学術集会のシンポジウムで、低亜鉛血症に対する亜鉛製剤の治療について、フロアーから「どの血清亜鉛値を目指すのか」という質問に、「$100\mu g/dl$ です」と即答したシンポジストの姿に、正に予想していたことが現実となり、この単純デジタル思考に本当にビックリしました。

　もちろん、亜鉛欠乏症ではない、本当の意味での「低亜鉛血症」という特殊な病態が存在するのかもしれません。しかし、その場合でも、そのような低亜鉛血症の病態を亜鉛欠乏症と混同して論じてはならないと思います。

　私たちは、症例を積み重ねていくにつれ、$65\mu g/dl$ 以下に多くの欠乏症症例が存在するのは事実でも、基準値内の高値はもちろん、最高値の $110\mu g/dl$ を超える症例の存在と同時に、$40\mu g/dl$ 以下でも、なんの欠乏症の症状を示さない例があることを、徐々に知るようになっていきました。ですから私たちは、前章のように、亜鉛欠乏症の診断に際して、血清亜鉛値の数値だけでなく、患者さんから詳しく問診を

とって、現在の悩まれている症状を聞き出すとともに、疑わしい患者さんには、プロマックを飲んでいただき、随時（出来れば午前中）に採血をして血清亜鉛値を追跡し、症状の改善や、数値の変化が経験したような動きをした患者さんを「亜鉛欠乏症」と診断するようにしたのです。（午前受診不可能では、午後の採血も否定しませんが、比較、追跡に条件の考慮が必要であること申し添えます）

　この手間を惜しむようでは、とても適切な亜鉛欠乏症の診断などできません。

　私自身、当初は、亜鉛欠乏症だから患者さんの血清亜鉛値は低いものと思っていました。その後、臨床の現場でじっくり観察していると、高値であっても亜鉛補充療法をすると、苦しまれていた症状が改善する例のあることがわかってきて、そうした基準値が正常値ではない症例を続々経験するにつれ、「いわゆる基準値は正常値ではない」と主張し続けてきたのです。

6. 基準値の再考を早急に

亜鉛欠乏症の診断基準についての私の主張は簡単です。亜鉛欠乏症か否かの診断では、

1. まず患者さんから悩んでいる症状や日頃の生活で不便に感じていることなどをよく聞いて、その症状から亜鉛欠乏症ではないかと疑った人に、
2. 初診時に血清亜鉛値とＡＬＰ、及び一般の血液検査をして、欠乏症の確率の程度を推測し、
3. （可能性が高ければ）標準の亜鉛補充療法を行ない、
4. その後の症状の変化や、適宜測定した血清亜鉛値、ＡＬＰの変化を観察して、
5. 症状が改善された人を「亜鉛欠乏症」と診断する
6. 症状によっては変化の兆しが見られるまでかなりの時間がかかるケースがあることを認識し、根気強く患者さんやその病状と付き合っていく（典型的な経過を示さない症例では、服薬や特殊な生活習慣等なども含めて検討する）ということです。

これが、現在私たちが日常やっている診療であり、そんなに無理な診断（診療）基準ではないと自負しているのですが、いかがでしょうか。

私たちが行なった疫学的調査で、国民のざっと 30％ ほどに亜鉛不足の傾向のあることが予測されています。血清亜鉛の測定は、保健衛生の面からも、現在の個々人及び日本の国

民の亜鉛不足の状況を知り、また個々人に、例えば体重のように、至適な血清亜鉛値があるらしいことから、将来の臨床医療の立場からも、今後、数回の日常平常時での測定が必要になると考えています。ぜひ一日も早くそんな社会にして行きたい、と強く願っています。

　ただ、その前に、ISO15189にある「基準値」を理解できていない間違いの診療指針が広がらないことと、それで血清亜鉛値と基準値の評価をしないことを強く望み、現在広がりつつあるデジタル思考の傾向を厳しく批判しているのです。そんなことになったら、病人でないのに病人と判断されたり、逆に病人なのに健常人と判断され、結果として莫大な医療費の増加につながる、空恐ろしい混乱の発生が目に見えているからです。

　亜鉛不足と、血清亜鉛の基準値の問題は、臨床医療・保健医療の現場や一般社会にも大きな影響がある問題で、亜鉛欠乏症の疾病や病態の啓蒙とともに、日本のみならず世界の学会の、多くの関連学会や諸関連機関において、議論・検証されるべきことです。たった一つの微量元素のことですが、将来、亜鉛生物学の総合的な研究所が設立される必要さえも出てくる問題であろうと考えています。そのほんの一端でも、この本でお伝えできれば幸せです。

　その意味で、今は全く些末なこととお考えの方がおられるかも知れませんが、現在問題としている誤った情報源の日本臨床栄養学会を始め、株式会社SRLやWikipediaの関係の

方々には、早急に改定、改正をご検討いただきたいと私は思っています。

　またその際、日本臨床栄養学会ミネラル栄養部会で論文執筆委員の方々には、2010年以後の血清亜鉛や「基準値」に関連した論文を充分に参考文献として追加し、できるだけ早期に検討・改訂した「亜鉛欠乏症の診療指針2020」を公表していただきたいと、強く望みます。

● （株）SRLの新基準値80〜130μg/dlは間違い。正しい「基準値」に変更を！

●Wikipediaの「亜鉛欠乏症」の項の記述は不正確。信用を失墜しないよう、正しい編集を！

●日本臨床栄養学会ミネラル部会の論文「亜鉛欠乏症の診療指針2016」は、欠けていた学会の社会への責任と学問への厳しさを追求した新論文を！

●そして、この本の記述や筆者の姿勢にご批判があれば、厳しくご指摘を！

　これが、この稿で私が言いたかったことであり、関係各所への要望です。

【インタビュアーから】学者の良心とは？

　基準値を 80 ～ 130μg/dl にして、一体何がどう変わるのか。はっきりしているのは、かっこ付きの「亜鉛欠乏者」がどっと増えることです。そして薬剤による亜鉛補充療法が軌道に乗れば、病院側と薬品会社は患者数の増加で、喜ぶこと間違いありません。

　しかし、その人たちは本当に「亜鉛欠乏者」なのでしょうか。65 ～ 80μg/dl の人たちも、倉澤医師の調査で明らかなように、亜鉛欠乏者がいることは確かでも全てではない、と言うより、どれくらいの割合で亜鉛欠乏者がいるのかという調査がほとんど行なわれていないのが現状です。

　失礼に当たるかもしれませんが、元々の論文の著者に、日ごろ診察を行なっている臨床部門の医師はいたのでしょうか。医師免許を持っているだけで、実際の診察などしたこともない「医師」が多いのではないでしょうか。たくさんの論文を集め、読みこなす、それは大変な作業だったかもしれません。しかし、それだけで結論を出すのは早すぎるし、間違いです。正確な診断はできません。

　それを強行するのはなぜ？　巷間、何か意図があるのではないかと邪推されるのもムベなるかな、ではないでしょうか。倉澤医師の論述に説得力があると感じるのは、ひいきの引き倒しでしょうか。

　一時期、燎原の火のように燃え盛った「医療不信」は、関係者の懸命な努力もあって、現在おとなしくなっています。しかし、消えてはいません。何かで火がつくと、おとなしくなっていた分、火の勢いはいや増すでしょう。そのきっかけに、この新基準値を含む日本臨床栄養学会の亜鉛欠乏症診療指針がならないことを祈るとともに、倉澤医師たちが現実にやっている「診療指針」を、思考様式も含め、採用されることを切にお願いする次第です。

第7章
大部分の褥瘡は、亜鉛補充療法と適切な局所療法で治癒する

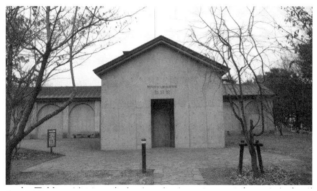

無言館

館長の窪島誠一郎さんと、画家で出征経験のある野見山暁治さんが全国を歩いて遺族から提供を受けた、戦没画学生の絵だけを展示した美術館。展示された絵は自ら何も語らないことから無言館と名付けられたそうですが、ここを訪れ、その絵に見入る人たちもつい無言になります。

私たちが診療所で亜鉛補充療法を始めた当初から、「褥瘡」はすぐそこにある「危機」であり、克服しなくてはいけない「疾病」でした。

　2章で紹介した最初の亜鉛欠乏症患者であるAさんにも、その次のBさんにも、程度の差こそあれ、褥瘡がありました。それほど褥瘡は私たちの臨床や往診の現場ではありふれた状態で、本人はもちろん、家族も看護師もケアワーカーたちも大いに頭を悩ます状態だったのです。

　なぜなら、重い褥瘡を本当に治しきった経験が、ほとんどなかったからです。

　ですから、私たちが始めた亜鉛補充療法で、軽い褥瘡はもちろん、重い褥瘡の患者さんまで次々に治癒していくのを自分の目でみた時、看護師やケアワーカーなど、長年、介護に関わっていた人たちの驚きようは半端なものではありませんでした。ありえないことが現実になっている！　奇跡！　そんな印象だったと、後で教えてくれました。

　そして、その後、それぞれがそれぞれ症例を積み重ねて経験を深め、褥瘡について、いまでは共通認識として、私たちはこう結論づけるまでになっています。

1,「褥瘡は皮膚の脆弱性により発症する典型的な亜鉛欠乏症の 一つである」
　だから、
2,「褥瘡の治療・予防には皮膚の脆弱性改善の全身療法と、

皮膚の保護・維持を目的とする局所処置、局所療法が必要
である」
3、「皮膚の脆弱性改善の全身療法こそ亜鉛補充療法であり、
その後の維持療法と適切な軽度の局所療法により、褥瘡治
癒と予防が可能である」

　これまで褥瘡は栄養障害も原因としてあるが、それよりも
圧迫による局所組織の循環障害が主因と考えられ、除圧と創
傷（傷のこと）治癒を妨げないさまざまな局所療法、具体的
には頻回の体位交換や軟膏療法などに力点が置かれてきまし
た。実際、褥瘡は臥床しなければ発生しません。しかし、臥
床したら必ず褥瘡になるかというと、それも違います。

　ですから褥瘡が全身的、局所的、社会・環境的要因などさ
まざまなものが積み重なって発症し、治癒が遷延、難治化す
る疾患だという認識はその通りですし、局所的な要因が関与
しているのも当然のことです。だからこそ日本褥瘡学会は、
局所の圧迫による循環障害を褥瘡の発症・難治化の主要な要
因とし、その改善として、看護・介護法の研究・改善、各種
の除圧療法や除圧器具、機器の開発、多種類の軟膏療法や創
傷処置法が研究、推進され、実際に大きな成果があったので
す。

　その一方で、栄養面で注目されたのが、全身の栄養状態の
指標であるTP（総蛋白濃度）やAlb（アルブミン）値、創傷
治癒に影響があると考えられるHb（ヘモグロビン）値など

です。これらの数値が良好であることが、創傷治療に望ましいことはわかります。しかし、食事療法による全身の低栄養状態の改善は、大切なことではありますが、現実的にそう簡単でないことが多いのは、これまでの経験が教えている通りです。経静脈の補助療法もありますが、あれはあくまでも補助的な手段にすぎません。

　そんな人たちに、当診療所がやっている褥瘡治療の方法と内容、そしてその結果を理解していただくのは、かなり大変です。なぜなら、私たちはこれまでの経験から、よほどの不可逆的な状態まで悪化したり、介護拒否的で放置されていたり、その他少数の例外的なものを除いて、大部分の褥瘡は亜鉛補充療法で治ることを証明、実証したからです。

　アルブミンなどの栄養もいいに越したことはありませんが、私どもの経験では、普通に生きていられる栄養レベルであれば、低タンパクでも低アルブミンでも、プロマックによる亜鉛補充療法で褥瘡は治癒すると、胸を張っていえます。

　さらに局所のケアも普通の介護であればよく、軟膏療法など特別なものは、ほとんど必要ありません。介護現場でよく使われるイソジンシュガーパスタ軟膏（精製白糖とポピドンヨード）が本当に必要なのかどうかも、検討していないくらいです。

　また壊死してしまった痂皮（カサブタ）などにはデブリードマンの外科的処置が必要ですが、よほどの例外を除いて植皮や形成外科的な手術などは不要になるものと考えていま

す。

【インタビュアーから】デブリードマン

　感染や、血流が途絶えて死んでしまった組織（創傷治癒の阻害因子）を、薬や強い水圧などでそぎ落とすことをデブリードマンと言います。特にメスや鋏を使って取り除くことを外科的デブリードマンといい、褥瘡治療ではよく行なわれています。乱暴な方法のようですが、死んだ組織を取り除くことで、キズが清浄化されて周辺からの血行が再開され、他の組織への影響を防いだり、キズの治りが良くなることが期待され、実際に効果を上げているのです。略して「デブリ」。

1. 全身的な代謝異常が大きな原因

　褥瘡という疾患の性質を考える時、血管の障害による循環障害を除いて、私の頭によく浮かぶ病態が二つあります。深爪の角が軟部組織に刺さって炎症を起こした陥入爪（かんにゅうそう）と、糖尿病性の壊疽（えそ）という病態です。

　陥入爪の食い込みによる小さな潰瘍は、爪による慢性的な圧迫状態を解除しなければ、なかなか治りません。しかし、圧迫を解除すれば、多くの場合、潰瘍は自然に治ります。全身的な要因がないからです。

　一方、糖尿病による壊疽の治療を経験した方ならお分かりのように、いったん傷を負い、壊疽がはじまれば、いくら真綿に包み込むように局所への慎重・丁寧な注意を払っていて

も、難治となります。それは全身的な代謝の異常が関与しているからです。

　同じように、難治となった褥瘡の大部分に、全身的な代謝異常が関与しているのではないでしょうか。その異常の一つが亜鉛不足だとしたら、亜鉛欠乏による代謝の異常と、その結果としての組織の異常を、亜鉛補充療法で改善しない限り、局所療法だけでは、限界があっても不思議ではありません。さらにいうなら、この代謝の異常や組織の異常を改善すれば、除圧や軟膏などの局所療法は、今より軽いものですむのではないかとも考えられます。

　組織の異常の改善には、それなりの時間がかかることでしょう。しかし、亜鉛補充療法で亜鉛の代謝異常が改善されれば、総タンパク濃度やアルブミン値がたとえ低くても、組織の修復が始まることがわかっています。そして、組織の異常が改善し、健常な組織の生成・維持がされれば、かなり過酷な状態でない限り、再度の褥瘡の発生は生じません。

　ですから、私たちが日常やっているように、一般的な亜鉛欠乏症状や、特に皮膚の掻痒（かゆみ）や菲薄化（肌痩せ状態）、表皮内出血や水疱形成、易発赤性や表皮剥離など、初期の皮膚の脆弱性として現れる亜鉛欠乏状態を発見して、予防的亜鉛補充療法をすると、多くの皮膚疾患はもちろん、褥瘡の発症予防もできるのです。

　褥瘡の発症は、確かに、臥床などによる慢性的な組織の圧迫状態による局所の循環障害が発端となることが一般的で

す。

　「健常な皮膚組織の生成と維持が障害されて褥瘡が難治化するのは判るが、では何故、健常な皮膚でも生じている圧迫による局所の循環の異常が、亜鉛欠乏の皮膚組織では遷延して循環障害が進行し、組織の壊死にまで至るのかについて、亜鉛欠乏という全身的な代謝異常だけでは充分に説明できていないのではないか」とのご批判もあるでしょう。

　あくまでも仮説ですが、私は局所の循環障害が進行する元に、亜鉛欠乏による血管内皮細胞の機能障害があるのでないかと考えています。糖尿病による壊疽の発症は糖の代謝異常による局所の循環障害と考えられますが、これも血管内皮細胞の機能障害で説明されると思っています。褥瘡も同じではないか。この点についてもさらなる研究が待たれます。

　さて、これから具体的に、いくつかの症例の褥瘡の治癒過程をご覧に入れたいと思います。

　深い潰瘍ができた褥瘡の多くは、亜鉛補充療法を始めると、滲出液が多く周辺の組織がベロベロと溶けていくような状態が、滲出液の減少とともに、乾いて組織がしまった状態となり、良性の肉芽が出て、皮下組織や真皮の再生が進み、潰瘍縁がぐーっと締まって収斂し、潰瘍が小さくなって、その組織の上に表皮化が進んで潰瘍が治癒し、そのあと皮下組織や真皮の再生が進んで褥瘡そのものが治る、という臨床経過を辿ります。

　こうした経過に参考になると思われるのが、2008.11、深

田俊幸氏らから出された「亜鉛トランスポーター」に関する論文ですが、それはあとで他の分子生物学などの知見も交えてお伝えしましょう。

2. 症例を中心に振り返る

2-1 局所の圧迫・阻血だけが褥瘡を作るわけではない
（Oさんの場合）

「寝たきりなどによって、体重で圧迫されている場所の血流が悪くなったり、滞ったりすることで、皮膚の一部が赤みを帯びたり、ただれたり、傷ができてしまうこと」というのが、一般的な褥瘡の定義です。概ね異存はありませんが、局部の圧迫だけが原因かといえば、それだけではないとお答えしなくてはなりません。

その97歳、在宅療養中の超高齢の女性Oさんが診療所にお見えになったのは、ゴールデンウイークが終わった2012.05.07の午後、当地では桜、桃、あんずなどが一斉に花開く、一年で最も華やかな時期でした。

診察すると、仙骨部に比較的浅い潰瘍の褥瘡2か所、右腰の表面には発赤を示す深部のしこりがあり、こちらは押してみると痛みのある、深部の血行障害が生じている典型的な褥瘡です。午後の初診でしたから血清亜鉛値の測定はやめて（データの整合性を保つため）、すぐ標準的な亜鉛補充療法、プロマック朝夕1錠ずつ投与を始めました。ご高齢とあって、

他医院からの投薬も多い女性でした。

　2012.05.28、3週間後の再診では、仙骨部の浅い潰瘍はほとんど治癒していましたが、案じていたとおり、右腰深部の褥瘡は表面を中心に黒化し、周辺に発赤を伴っていて、これからさらに進展する様子です。しかし、食欲もあるそうなので、腰部の褥瘡はもう少し周辺境界がかたまるまで、このままの処置でいいものと判断しました。（この日測った血清亜鉛値は96μg/dlと高めでした）

　06.16、仙骨部の褥瘡はさらに軽快しつつありますが、右腰部の褥瘡は進展して、中心部に黒化壊死と深部の感染が生じ、10〜20センチの広範な発赤が出てきましたので、念のため、朝夕1錠ずつのプロマックを、朝だけの2錠1回投与というふうに変えました。この方の血清亜鉛値は高めで、亜鉛製剤の吸収障害もあるのかなと思ったためです。

　経口の亜鉛補充療法では、腸管内の亜鉛濃度が上昇するため、吸収が促進されるのでしょうか？　総投与量を変えずに1回の投与で2回分飲んでもらうと、1回ごとの内服と比較して血清亜鉛濃度が上昇する例がかなりあることと、プロマック一日2錠という経口投与の一般治療量では、過剰吸収を経験上見たことがなく、治療がくすぶり、急を要する場合には、こんな処方変更をしばしばします。

　壊死物質や異物、膿を切開排膿除去しなくてはならないのは、一般の創傷治療と同じで、本症例も同様です。そこでこの日、診察室でデブリードマンを行ないました。

幸い、亜鉛補充療法によって代謝が改善され、褥瘡に特有な表皮・真皮・皮下組織の脆弱性や崩壊がなく、健常な皮膚の生成・維持が行なわれるようになりますと、厳重な局所療法をしなくても、またヘモグロビンやアルブミンなど一般的な栄養状態の改善がなくても褥瘡が治っていく、本症例はその格好の症例です。

06.18、デブリ2日後、滲出液はまだそれなりに多いものの、切開創縁はかなりしまってきました。

06.25、デブリ10日目、褥瘡底部に壊死物質が少量残っていることがわかりました。滲出液も少量になっています。（血清亜鉛値 152 µg/dl）

08.13、デブリ2か月後。褥瘡の収縮が進み、ほとんど治癒の状態。褥瘡の治療はひとまず終了しましたが、その後もずっと治療を続けました。（血清亜鉛値 148 µg/dl）その経過なども 194 ページのカラー写真でご覧ください。

なお、本症例は血清亜鉛値が比較的高値の症例ですが、生物学的に元々、高値なのか、多剤服用による高値症例なのか、そのどちらかと考えています。

2-2 亜鉛補充の全身療法をすれば、ポケット形成を考慮する必要がほとんどない（Pさんの場合）

Pさんは、認知症や脳梗塞などで他の医療機関の診療と訪問看護センターが訪問看護を行なっている在宅療養中の 78 歳の患者さんです。初診は 2015.09.24、10 日前から悪化し

た仙骨部褥瘡について、治療を依頼され、当診療所に受診されました。

　診察すると、仙骨部に大きく開口した潰瘍から尾骨周辺まで達する広いポケットと、肛門の周囲にまで至る広範囲の発赤を示す、感染と悪臭のある褥瘡で、滲出液が大量ににじみ出ています。午後の初診でしたから血清亜鉛値は測定せず、抗菌力を持つゲーベンクリームを塗るなど局所処置をしただけで（午後の外来担当医の診察）、この日の診察を終えました。

　4日後（2015.09.28）、食事はまあまあ食べているとのこと、午前中に測った血清亜鉛値は72 μg/dl、ALP273、アルブミン値は2.8でした。かなり深い褥瘡で、悪臭がひどく、滲出液も多量で、痛みが強いと訴えていましたので、亜鉛補充療法を昼食後から開始しました。プロマック朝夕1錠ずつ、計2錠。標準の亜鉛補充療法です。なお、亜鉛補充療法では、原則として褥瘡感染に抗生物質の使用は不要で、本症例も使用無しです。

　10.01、褥瘡深部にあった不良肉芽をデブリ。

　10.05、褥瘡による組織欠損とポケットは大きいものの、褥瘡周辺の組織はしっかり締まってきました。これは改善の第一歩で、潰瘍の底部にはやや良好な肉芽も出てきています。滲出液の量は減りました。

　10.08、深い底部のデブリス（壊死組織片）の悪臭はまだ強く、創傷治癒作用や殺菌作用があるイソジンシュガーパス

タ軟膏で処理。

10.15、デブリスの悪臭、減りました。

10.19、順調に軽快しています。褥瘡の周辺も締まってきたし、滲出液も悪臭もはっきり減りました。血清亜鉛値67μg/dl、ALP284。

10.24、治療開始から1か月。褥瘡縁はどんどん狭くなり、ポケットも全体として縮小していますが、肛門に向かって5センチほどの瘻孔（組織に空いた孔）が見られます。自宅で軟膏を3回ほど交換、週に2回の訪問看護に切り替えました。

10.29、ポケットは側方には狭くなり、肛門側だけ長く残っています。

11.02、瘻孔はあるものの狭くなり、褥瘡の縁や褥瘡そのものも狭くなりました。

11.19、褥瘡全体がどんどん狭くなり、5センチほどの細い瘻孔だけ残っています。滲出液もなく、感染している気配もありません。看護師は、日本褥瘡学会の教育の通り、ポケットや瘻孔が残らないように、綿棒と注射器でユーパスタ軟膏（ヨウ素と白糖からなる外用薬）を押し込むなど、ケアに苦労していましたので、「開口部が閉じるまで、壊死物質などをできるだけ少なくするように洗浄だけでいいこと、瘻孔が残っているのに開口部が閉じてもそれでもいいこと、万一、滲出液が溜まって化膿したら、その時点で切開すればいいから」とアドバイスしました。血清亜鉛値65μg/dl、ALP282。

12.14、瘻孔口は閉じそうな気配。テフロン針による洗

浄だけでいいと、訪問看護師に指示しました。血清亜鉛値
71μg/dl、ALP239。

　2016.01.28、ゾンデが7センチほど入る細く長い瘻孔があ
るだけで、感染の兆候はありません。

　2016.03.14、褥瘡は治癒しました。感染もありません。
褥瘡治療を始めておよそ半年です。血清亜鉛値53μg/dl、
ALP226。(195ページ参照)

＊その後、今日に至るまで褥瘡は再発していません。

　Pさんのように、仙骨面に広範に広がるポケットを持つ褥
瘡は、創傷治癒機転(キズが治る仕組み)が障害されている
場合、これまでの褥瘡治療法では治癒しがたい代表的な部位
と質の褥瘡とされていました。しかし、亜鉛補充療法により
酵素系の代謝が活性化して、表皮、真皮、皮下組織の健常な
皮膚への修復機転が活発化すれば、褥瘡のポケットは自然に
締まって治癒していきます。普通の創傷治療と同様に、出来
るだけ創傷治癒の障害となるものを少なくするだけで良く、
この症例の場合も、もし開口部の閉塞したポケットに滲出液
が貯留し、感染を起こすようなら、その時、切開排膿してや
ればいいという、一般の膿瘍と変わらない、同じ治癒機転と
なります。

(本症例は、他医と他施設の訪問看護センターで在宅医療を受けており、
当診療所では褥瘡治療のみを依頼された症例です。亜鉛補充療法をす
れば、褥瘡のポケット形成を心配しなくても良いことはそれとして、
亜鉛補充療法の血清亜鉛値の推移は比較的低値のまま燻り続けて終わ
りました。2015年頃は他施設の訪問看護センターで在宅訪問を受けて

いる患者さんの褥瘡治療の管理だけ依頼されることも多く、情報不足と言わざるを得ません。この患者さんのように検査データが想定から外れ、燻る症例の多くは、多剤服用例にしばしば見られるのですが、この例では判りません。事実のみ記載するに止めます)

【インタビュアーから】褥瘡のポケットや消毒

　これまでの日本褥瘡学会の定義による褥瘡の発症とその治療法によると、ポケットは治りにくい褥瘡の代表です。ポケットは皮膚欠損部よりも広い創腔のことで、皮下に思いのほか深く広がっていることがあります。

　できるには二つのタイプがあると言われています。

　一つは深い褥瘡が発生した時、厚い壊死組織が時間の経過とともに融解し、排出された後にできるもの（初期型ポケット）、もう一つは、治療過程で外力が加わったために組織にズレが生じ、これに圧と骨突出の複合力でできるもの（遅延型ポケット）です。以前はポケットの深さを測るのに綿棒などを使っていましたが、今は先端が光って皮膚表面からポケットとの位置が確認できるp-ライト（褥瘡ポケット計測器）を使って測ることが推奨されています。

　治療は外科デブリードマンでの壊死組織の除去が重要です。洗浄を十分に行なって創面を綺麗にします。タンパク質分解酵素が含まれるブロメライン軟膏を使って化学的デブリードマンをする時は、周囲の健常な皮膚を白色ワセリンで保護しなくてはなりません。また感染を引き起こすことが多いため、感染の目安になる周囲皮膚の発赤などに、常に注意することが必要です。

　滲出液が多い時にはアルギン酸塩、ハイドロファイバー、アルギン酸 AG などのドレッシング材（創傷被覆材、褥瘡を覆うもの）

を使ってもいいとされていますが、使う時には、ポケット内に深
く挿入しないこと、創を圧迫するような使い方をしないことが重
要とされています。これも皮膚が脆弱な患者さんの褥瘡ケアの大
切な注意点です。

　消毒ですが、基本的に消毒は組織を傷つけますから、皮膚が脆
弱なご高齢の患者さんで、少しでも組織再生を期待したい褥瘡治
療では、消毒しないことが原則となりました。当初はかなり現場
での抵抗があったようですが、消毒しない方法にしてから、明ら
かに傷が治るのが早まりました。そして局所での感染を防ぐため
には、組織障害性が低い「できるだけ低濃度の殺菌剤」を深部に
浸透させるために「できるだけ長時間創面に接触させる」ことが
必要となります。この条件を叶えるのが、ユーパスタ、カデック
ス、ゲーベンクリームと言われていて、イソジン消毒、イソジン
ゲルは無効なばかりか、遷延させる恐れもあるそうです。

　ただ、亜鉛補充療法で皮膚の脆弱性を改善すれば、特別の消毒
剤、ドレッシング剤の性状もあまり気にしなくとも良いのです。

2-3 褥瘡に亜鉛補充療法が有効だと気づいた初期の症例

（Qさんの場合）196 ページ参照

　2004.06.21、下痢が続いたことで受診した Q さん。測っ
た血清亜鉛値が 59μg/dl でしたから、すぐ亜鉛補充療法を
始めましたが、受診を中止され、その半年後の 12 月には、
食欲がなくなったと話していたとのことです。

　2005.02.09、そんな Q さんの臀部に褥瘡が発症したので
す。血清亜鉛値 77μg/dl で、亜鉛補充療法を再度始めたも
のの、この時も褥瘡が軽快し、再び来なくなりました。

その2か月後の04.11、ショートステイで「ケアポートみまき」に見えたとき、左のカカト、臀部、仙骨部の3か所に褥瘡のあることがわかり、診療所に受診となりました。

　カカトには大きく黒化したカサブタがつき、周辺の組織には感染があってブヨブヨと浮腫状で、発赤も見られます。臀部、仙骨部は発赤、紫色化、そして表皮が剥がれやすい傾向で、これは褥瘡の表皮病変です。当時はすでに、ほとんどの褥瘡の主原因が亜鉛欠乏だと経験上考えていたため、同日にプロマックの投与を開始、局所はイソジンシュガーで処置しました。

　8日後の04.19、カカトの感染は軽快した様子で、カサブタもぐっと締まってきています。臀部の表皮病変のところも発赤、紫色化とも軽快し、表皮の剥がれやすさも改善してきました。血清亜鉛値78μg/dl、ALP321、Alb3.5。

　05.09、カカトのデブリードメンを実施。ほぼ骨膜に達するような深く大きな組織欠損でした。2週間後、創面はかなり縮小、3週目の05.30には創面、さらに縮小したため、ショートステイを退所して在宅となり、発症前と同じ介護状態になりましたが、褥瘡治癒は進行し、6月中旬、亜鉛補充療法開始後2か月余で、治癒という報告を受けました。

　09.07、再びショートステイで入所。見せていただくと、カカトの褥瘡はほとんど上皮化が完成、腰部の皮膚もほぼ健常な状態。血清亜鉛値111μg/dl、ALP：317、Alb：3.7。本人は「本当によかった、もうダメかと思っていた」とのこと

F さんの場合（いわゆる膿疱性乾癬か）本文 p.99 ～ 102 参照

[背中]　　　　　[手のひら]　　　　　[大腿部]

初診（060104）

補充療法開始ほぼ 7 週間（060221）

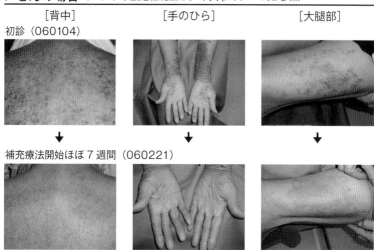

長期間にわたり腰背部、両側の手掌手背、前腕、大腿部と、徐々に全身的に広がった急性慢性の皮疹。諸所の病院でも治癒せずと、2006.01.04 初診。約 7 週間の劇的な改善の経過。約 9 か月の亜鉛補充療法施行。紆余曲折はあったものの、2006.10 治癒。URL:http://www.ryu-kurasawa.com/shorei/hihuka1/ 参照

I さんの場合（爪甲の異常）本文 p.109 ～ 111 参照

初診（060519）　　060718　　061128

再発（090603）　　110302

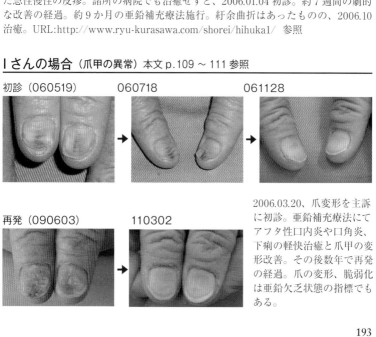

2006.03.20、爪変形を主訴に初診。亜鉛補充療法にてアフタ性口内炎や口角炎、下痢の軽快治癒と爪甲の変形改善。その後数年で再発の経過。爪の変形、脆弱化は亜鉛欠乏状態の指標でもある。

O さんの場合 （97 歳、在宅療養中）本文 p.184 〜 186 参照

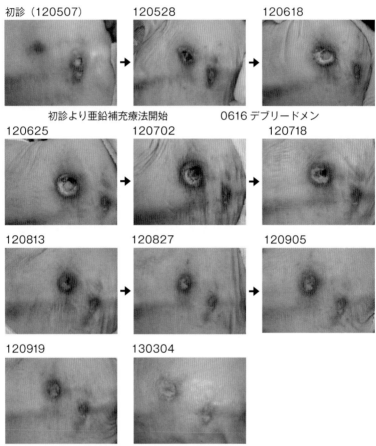

初診（120507）　　　　120528　　　　　　120618

初診より亜鉛補充療法開始　　　　0616 デブリードメン

120625　　　　　　　120702　　　　　　　120718

120813　　　　　　　120827　　　　　　　120905

120919　　　　　　　130304

97 歳、他院受診の在宅療養中、褥瘡治療を依頼されて 2012.05.07 初診。仙骨部の
2 か所の浅い褥瘡と右腰部の深部の典型的な圧痛あるしこりの褥瘡。同日、標準的
な亜鉛補充療法開始。3 週間後の 05.28、仙骨部褥瘡は治癒。右腰部深部褥瘡は周
辺発赤を伴う中心表皮の黒化。06.16、中心黒化壊死で褥瘡感染進行したので、切
開排膿のデブリードメン施行。デブリードメン 2 日後（06.18）、滲出液はまだ多い
ものの、亜鉛補充の効果あり、切開創縁はかなり締まっている。その後、急速に褥
瘡底はきれいに、滲出液も減少。褥瘡の収縮が進み、デブリードメン 2 か月後（08.13）
ほぼ治癒。この症例は厳重な局所療法や栄養の改善があまりなくても、亜鉛補充療
法で褥瘡が治癒していくことを示している。

URL:http://www.ryu-kurasawa.com/shorei/jokusou9/ 参照。

Pさんの場合（ポケット形成の褥瘡）本文 p.186 ～ 190 参照

150928（亜鉛補充療法開始）

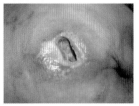

4日前の2015.09.24、紹介され初診。09.28、亜鉛補充療法開始する。広範囲のポケットと滲出液多量。悪臭を放ち、本人も疼痛ひどし。

151005

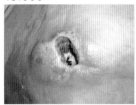

治療開始から1週間。褥瘡周辺組織締まり、発赤悪臭、滲出液あるも減。組織欠損とポケットは大きいが、良性肉芽（+）肛門側に5センチの瘻孔がある。

補充療法4週（151024）

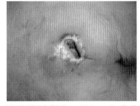

滲出液悪臭減。ポケット全体に縮小。瘻孔は側方に狭く、肛門側に細長い。壊死組織のデブリードメンを実施。在宅でイソジンシュガー処置3回。

151102

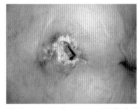

瘻孔はあるものの、褥瘡も褥瘡縁もどんどん狭くなっています。

補充療法7週（151119）

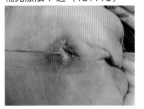

肛門側に4センチほどのゾンデが通る細い瘻孔。訪問看護師は学会教育の通り苦労して軟膏を押し込むという。瘻孔の洗浄だけでいいとアドバイス。

2カ月半で治癒（151214）

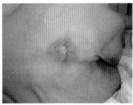

瘻孔は残っているものの、感染もなし、閉じそうな気配。治療開始後半年で、治癒し難い代表的な部位と質と言われている褥瘡、治癒。
URL:http://www.ryu-kurasawa.com
/shorei/20191224/　参照

Ｑさんの場合（カカトの褥瘡）亜鉛補充の全身療法で褥瘡が治癒することを確信した初期の頃、同時期にかかと部の全層と臀部の表皮層の褥瘡の治癒経過

本文 p.191、201 参照

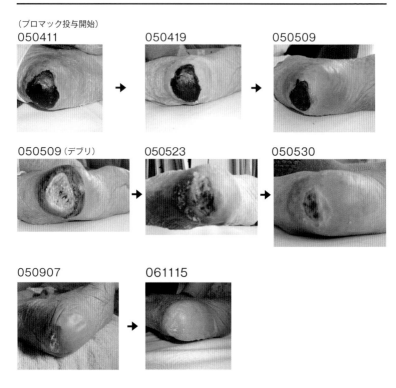

（プロマック投与開始）
050411

050419

050509

050509（デブリ）

050523

050530

050907

061115

2004.06よりしばしば受診・中断を繰り返していた在宅療養のＱさんが2005.04.11、ショートステイ来所時に、かかと部、臀部、仙骨部に、それぞれ全層と表皮層の褥瘡を発見され、亜鉛補充療法の全身療法で治癒。その後の維持療法の経過。
URL:http://www.ryu-kurasawa.com/shorei/jokusou1/　参照

Qさんの場合・2（腰部の褥瘡）

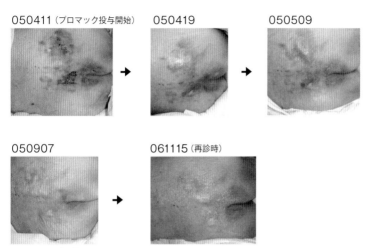

050411（プロマック投与開始）　050419　050509

050907　061115（再診時）

＊カカトの褥瘡（前頁）

初診当時（050411）、カカトには大きく黒化したかさぶたがつき、感染があったため、周囲の組織もぶよぶよとした浮腫状で、発赤も見られました。以前からの経過もあって、当日、すぐプロマックによる亜鉛補充療法を開始。局所はイソジンシュガーで処置。

8日後の050419、カカトの感染は軽快してかさぶたも締まってきました。

050509　カカト部のデブリードメンを実施。ほぼ骨膜に達する大きな組織欠損ができていました。

050523　創面はかなり縮小。

050530　創面はさらに縮小したため、ショートステイを退所、在宅となり、以前と同じ介護状態になりましたが、褥瘡の治癒はその後も進行。6月中旬、褥瘡治癒との報告を受けました。

050907　再びのショートステイ入所の際、患部を見せていただくと、カカトでは上皮化がほとんど完成していました。この症例は、比較的難治とされていたカカト部が全層壊死した症例ですが、亜鉛補充療法をメインとして、在宅での軽度の局所療法で治癒した症例です。

＊臀部、仙骨部の褥瘡

050411（初診）　褥瘡部分は発赤、紫色化、そして表皮が剥がれやすい状態で、褥瘡の表皮病変と診断。

050419　表皮病変の発赤、紫色化とも軽快、表皮の剥がれやすさも改善してきました。治癒間近です。

050907　腰部の皮膚もほぼ健全な状態。

061115　再診時、血清亜鉛値が下がっていたので、プロマック投与を再開。

197

Rさんの場合（6年余、病院・施設を転々、その間、ずっと右大転子部にできた褥瘡が、除圧やいかなる局所療法でも治癒しなかったという患者さん）

本文 p.202 ～ 204 参照

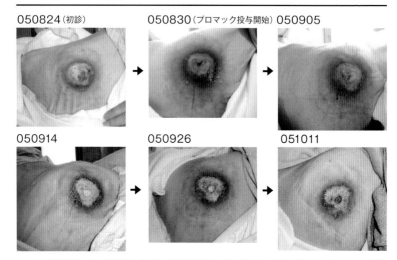

050824（初診）
050830（プロマック投与開始）050905
050914
050926
051011

050824（初診）大転子部突出部に褥瘡が繰り返し発症、瘢痕化したもので、中心部の浅い潰瘍から滲出液の染み出しが続いていました。この時、血清亜鉛値が38μg/dl という超低血清亜鉛値でしたから、すぐプロマック による標準的な亜鉛補充療法を始め、局所はイソジンシュガーで処置しました。

050905 潰瘍面がやや乾いた感じとなり、縮小し始めています。

050914 滲出液がほとんどなくなり、潰瘍もぐっと小さくなりました。

050920 血清亜鉛値は 63μg/dl と改善。

050926 滲出液がほとんどなくなったため、イソジンシュガーをデュオアクティブに変更。

その後も順調に治癒が進み、051011 褥瘡治癒。

結局、あらゆる局所療法でも治癒しなかったといわれた褥瘡が、2カ月半で治癒した症例で、治療で変わったことといえば、プロマック投与による亜鉛補充療法だけでした。

URL:http://www.ryu-kurasawa.com/shorei/jokusou2/ 参照

S さんの場合 （亜鉛補充療法中に転倒で胸椎圧迫骨折、褥瘡発症）

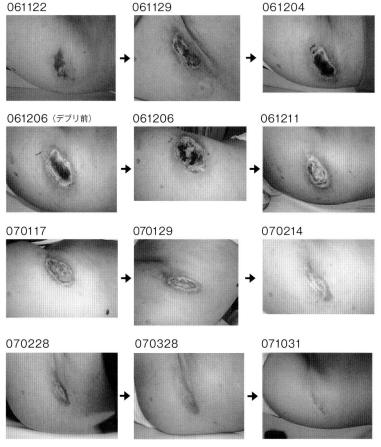

061122　　　　　061129　　　　　061204

061206 （デブリ前）　　061206　　　　　061211

070117　　　　　070129　　　　　070214

070228　　　　　070328　　　　　071031

060925 転倒。061113 体調急激に悪化、絶対に必要な薬以外中止（S さんは糖尿病、
高尿酸血症、腎機能障害、心不全が持病）、この時、プロマック も中止。
061122 左腸骨部に痛みと水疱。褥瘡か。プロマック 再開。061127 褥瘡悪化。
061206 デブリードメン実施。1211 デブリ追加。肉芽は上がってきています。
070117 脂肪がぴったり創面まで上がる。その後、日を追うごとに褥瘡小さくなり、
070328 褥瘡治癒。
亜鉛補充療法中、転倒によるストレスや急性の体調の悪化に、糖尿病のコントロー
ルの悪化などが加わり、亜鉛不足となって褥瘡が発症した症例と考えています。
URL:http://www.ryu-kurasawa.com/shorei/jokusou5/　参照

Ｔさんの場合（外来受診の10年前に木から落ちて脊髄損傷。皮膚のところどころに水疱やビラン発生。その後、車いす移乗の際、常に尾骨、仙骨部の皮膚が損傷、創面は軽快、増悪の繰り返しで、軟膏療法でも治癒しませんでした）

070402（プロマック投与開始）　070507　070806

071001　071210　080303

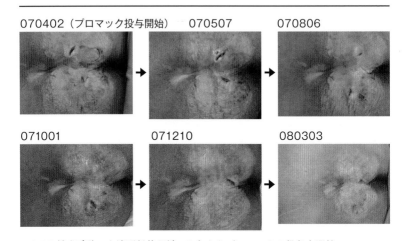

070402 外来受診。血清亜鉛値が低いことからプロマックの投与を開始。
070521 尾骨仙骨部の状態、かなり状態は良くなりました。
080303 無理をしなければ尾骨や仙骨、臀部に傷はつかなくなりました。褥瘡治癒。この日の血清亜鉛値 101μg/dl。

＊参考＊ 亜鉛欠乏症となった多剤服用患者の皮膚の状態（89歳）
20140408　　　　20140408　　　　20150615

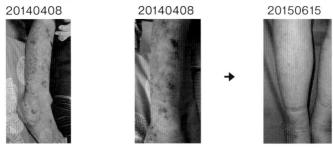

140408 右下腿に大小取り混ぜたビランと水疱。肩や背中など、身体中の掻痒感、強い。血清亜鉛値 60μg/dl。すぐプロマック 投与開始。この年の7月から不要薬の削減を始める。
150615 掻痒感なし。下腿部の水疱や皮疹もなくなりました。
（詳しい経過は、亜鉛欠乏症ホームページで http://www.ryu-kurasawa.com/shorei/hihuka5）

でした。

　2006.01.25、亜鉛補充療法を中止。

　2006.11.15、再診時、食欲も皮膚の具合も問題ありません
でしたが、血清亜鉛値が 65 μg/dl と下がっていたので、予
防目的でプロマック投与を再開、その後、褥瘡の発生はあり
ません。

　この症例では亜鉛補充療法がしっかり追跡されず、しばし
ば中断されていました。当時、比較的難治とされていたかか
と部が全層壊死した症例でしたが、亜鉛補充療法を主に、在
宅での軽度の局所療法で治癒した症例です。腰部、仙骨部の
褥瘡は 1 週から 1 か月以内で治癒しています。

【インタビュアーから】カカトの褥瘡

　日本褥瘡学会のガイドラインによれば、皮膚が傷ついて深い孔
が開いた場合、新たな力が加わって傷が深くならないように大事
に扱うこと（創の保護）と、傷口が乾かないように、創の湿り具
合を体内と同じ程度に保つこと（湿潤環境下療法）以外にも、傷
が治るような道筋を作ることが必要ですが、しかし、ポケット内
に壊死した皮膚組織が広がってポケット状になると、道筋通りに
はいかなくなりますので、壊死組織を除去することが大切です、
とあります。

　仰向けに寝ている患者さんで褥瘡ができやすいのはカカトで
す。浅いものから深い褥瘡（Ⅲ度）に至る場合があります。血行
障害で発症していることが多いので、ドプラという検査機器や足
関節と上腕の最高血圧の比率をみる ABI という方法で、血流を

評価することがよく行なわれています。

　ある施設のマニュアルでは、治療の中心は保湿フィルム剤で保護することと除圧となっていますが、血行障害がある場合、そちらの治療なしに褥瘡が治癒するには、かなりの期間が必要になるはずです。またある施設のカカトの褥瘡の改善率は60％以下だとか。全体と局所、その双方を満遍なく見る目が何より必要だと感じました。

2-4　6年余り治らなかった褥瘡が2か月で治った
　　（Rさんの場合）197p を参照

　寝返りも打てないRさんが受診されたのは、2005.08.24 のことでした。

　胃瘻栄養で、意識のあるほぼ植物状態、6年余にわたり、病院・施設を転々とされていた方です。数年来、外側の下肢の付け根（右大転子部）にできた褥瘡の中心部の潰瘍が続き、除圧やいかなる局所療法でも治癒したことがないと言い、種々の軟膏や、大変に高価なスプレー剤（線維芽細胞増殖因子製剤でしょうか）を使用した治療法でも全く効果がなかったと、ご家族はおっしゃいます。そんなご家族に、わが診療所の看護師は一言、「大丈夫、すぐに治りますよ、胃瘻もとれます」と、初診の時に断言していました。

　診察すると、問題の大転子部にはほとんど皮下脂肪がなく、直下に大転子部の骨が触れる突出部の褥瘡が繰り返し発症し、瘢痕化してしまったもので、中心部の浅い潰瘍から滲出液の染み出しが続いている、陳旧性（急性や亜急性よりも、

時間経過がたった場合で、概ね発生から1か月以後）の褥瘡
でした。初診時（2005.08.24）の亜鉛値が38μg/dlという、
超低血清亜鉛値の患者さんでしたから、すぐにプロマック朝
夕1錠ずつの標準的亜鉛補充療法を開始し、局所にはイソジ
ンシュガーの処置をしました。

　その後も特別な軟膏を使うこともなく、1週間後の09.05
には潰瘍面がやや乾いた感じとなり、潰瘍もやや縮小し始
め、2週後の09.14には滲出液がほとんどなくなり、潰瘍
もぐっと小さくなりました。09.20になると、血清亜鉛値
63μg/dl、ALP：169、Alb：2.9.と、数値も大きく変化し
ました。09.26には滲出液がほとんどなくなったので、イソ
ジンシュガーをデュオアクティブ（少量の滲出液の吸収と表
皮保護のドレッシング材）に変更、その後も順調に治癒が進
んで、亜鉛補充療法後、約50日でほぼ治癒しました。

　10.17、この日の血清亜鉛値52μg/dl、ALP：233。結局、
あらゆる局所療法でも治癒しなかった陳旧性の褥瘡が、2か
月弱で治癒したわけです。数年にわたる病院、施設での様々
な治療、介護を受けてきたRさんの治療で変わったことと
いえば、ただプロマックを投与したことだけでした。まさに
「百聞は一見に如かず」で、Rさんのご家族にとって、当診
療所の看護師の言は真実だったのです。

　この患者さんの局所療法に使用されたという高額なスプ
レー剤は線維芽細胞増殖因子製剤と思われます。線維芽細胞
の増殖が創傷治癒に論理的に有効であることは事実かもしれ

ませんが、実際問題としてお化粧的効果しかなかったと考えます。それよりも全身に投与された亜鉛は線維芽細胞の増殖と、その機能の健常化に体内で必須のミネラルなのです。

2-5 亜鉛補充療法中発症の褥瘡
（糖尿病だったSさんの場合）

　糖尿病、高尿酸血症、腎機能障害、心不全が持病というSさんが、老人性皮膚掻痒症を訴え、「ケアポートみまき」に受診・入所されたのは2005.11.07、車椅子になっていたのは、脊柱管狭窄症と脳梗塞によるためでした。車椅子全介助状態で、かゆさはあるけれど、食欲もあるし、食事も美味しいといいます。

　血液検査の結果は、Hb（ヘモグロビン）11.1、TP（総タンパク）7.8、Alb（アルブミン）4.0、BUN（尿素窒素）45、Cre（クレアチニン）2.26、K（カリウム）5.9、ALP（アルカリフォスホターゼ）215、Zn（血清亜鉛）59、HbA1c（ヘモグロビンエーワンシー）7.2。

　12.05、皮膚掻痒以外の自覚症状はありませんが、血清亜鉛値が59μg/dlと低値だったので、標準亜鉛補充療法であるプロマックの投与を始めました。

　2006.01.16、プロマックを飲み始めたら、なんとなく体の調子が良くなったというのがSさんの感想。血清亜鉛値86μg/dl、ALP：239、HbA1c：7.7。

　01.30、全体的に調子が良く、元気になって食欲も出てきた、

204

以前はそこらじゅう痒かったが、前よりもいい、とのこと。

02.13、昔ほどのかゆみなし、現在かゆいのは肘と脇腹くらい。

04.10、かゆみ、良くなった。

05.08、Hb：10.3、TP：7.4、Alb：3.8、Cre：1.90、K：6.0、ALP：226、Zn：63、HbA1c：8.8。このとき症状はほぼ軽快、治癒したと思ったのですが、4か月後の09.25、なんとSさんは転倒して胸椎圧迫骨折。両手指は痺れて、左手の機能悪し、加えてあちこちの痛みあり、ということになりました。

10.30、痛み、しびれ強く、消炎鎮痛剤投与。

11.08、両手両下肢の痺れと筋力の低下、右上肢のまひ、左上肢の筋力低下。移動車椅子、全介助、オムツ排泄、食全介助、入浴機械浴、諸処の痛み。Hb：11.0、TP：7.7、Alb：3.7、BUN：115、Cre：2.58、ALP：240、Zn：112、HbA1c：10.7。

11.13、体調急激にレベル低下して、痩せてくる。絶対に必要な薬以外減量・削除とし、プロマックも中止しました。

11.17、左腸骨部に水疱と痛み。褥瘡かと不安。

11.22、痛みは強いが、食べられるようになって、元気も出てきた。水疱や皮疹はやはり褥瘡のようで、プロマック再開。

11.27、褥瘡悪化。

11.29、食欲減。カルテに「いよいよ全体に狂いが出てコントロール難しくなってきているのか」と記載。しかし

血清亜鉛値は増えています。Hb：10.3, TP：6.7、Alb：3.2、BUN：57、Cre：1.75、K：3.9、ALP：221、Zn：97、HbA1c：10.2。

12.04、褥瘡の滲出液が減少して、かなり乾いてきた。元気も回復してきた、とカルテに記載。

12.06、デブリードメンを実施。褥瘡、脂肪層にかなり深い。身体中痛いと言う。

12.11、デブリの追加。肉芽は上がってきたが、糖尿病が影響しているのかもしれない。インスリンを使いたいが、注射をしてくれる人がいない。グリミクロン（血糖降下剤）2錠に。

12.18、肉芽かなり盛り上がるが、まだ締まりは悪い。

2007.01.12、ピンクの良性肉芽、6センチ×3センチ。

01.17、脂肪がぴったり創面まで上がる。カカト部は綺麗になる。口渇あり、グリミクロン1錠追加。HbA1c：8.9。

01.29、褥瘡の大きさ50×18ミリ。

02.05、37×15ミリ。ぐーっと締まってくる。

02.21、褥瘡、治癒までもう少し。TP：6.7、Alb：3.2、CR：1.46、BUN：48、UA：13.2、ALP：192、Zn：87、HbA1c：8.0、血糖：263。

02.28、褥瘡ほとんど治癒。

03.13、糜爛面縮小。ALP208、Zn73、HbA1c8.0、GL263。

03.28、さしもの褥瘡、治癒。発症から3か月半かかりましたが、2008.11.27まで、褥瘡の発症はありません。 亜鉛

補充療法中でもストレスや急性の体調の悪化に、糖尿病のコントロールの悪化なども加わって、亜鉛不足となり、褥瘡を発症したものと考えています。

2-6 脊髄損傷の裂創集積症例（Tさんの場合）

1997.01、木から転落して脊髄損傷。

1998.10、顔や頭部の掻痒、体幹・下肢に水疱や潰瘍が続く。何回も発症する水疱や糜爛や潰瘍は、痛覚など皮膚の感覚がないための熱傷によるものとされていた症例です

1999.12 〜 2000.02、右カカト部に潰瘍。難治の創傷だったと言います。

2001.07、尾骨、仙骨部の皮膚がズルズルに剥ける。しかし普通の褥瘡にくらべて血行がよく、出血しやすいザクザクのキズでした。

2001.08、尾骨、仙骨部の皮膚症状を褥瘡として処置したものの、お話をお聞きすると、車椅子移乗の際、常に損傷していることがわかりました。脊髄損傷による難治の褥瘡として整形外科に紹介。

2001.08 〜 2001.12、整形外科に入院し、褥瘡はなんとか治癒。

しかし、その後もTさんは、車椅子や自動車への移乗に際し、常に損傷して、創面は軽快、増悪を繰り返し、軟膏療法をするも治癒せず、6年余にわたって同様の状態が続きました。

2007.04.02、外来受診。Hb：14.6、Alb：4.0、Zn：57、ALP：277、GOT35、GPT：56、Cre：0.53。血清亜鉛値が多少低い（血清亜鉛値57μg/dl）ことから、プロマックの投与を開始。

　2007.05.21、かなり状態は良くなったように思う。血清亜鉛値88μg/dl、ALP：308

　2008.03.03、尾骨、仙骨、臀部のキズは、ほとんど良い。かなり無理をすると少し傷がつくが、以前とは全然違うという本人弁のように、状態は非常に良くなりました。血清亜鉛値101μg/dl、ALP：336。亜鉛補充療法を実施してほぼ一年です。

　この患者さんのような脊髄損傷に伴う褥瘡は、知覚の消失、その他の要因から難治の傾向にあり、しばしば形成外科的な治療の対象になっています。この症例を振り返って考察すると、亜鉛欠乏によると考えられる皮膚疾患などが発症し、脊髄損傷4年余から、尾骨仙骨部に車椅子や自動車移乗時のズレによる外傷から、臀部広範囲にわたって褥瘡様となり、訪問介護や軟膏療法の医療的処置が常時なされてきましたが、6年余にわたり擦過創、裂創、潰瘍が常時存在していた症例です。

　そして、以前の6年間と異なる治療は、プロマック朝夕1錠ずつを投与しただけです。亜鉛欠乏によって、表皮のみならず、皮下組織も含めて、皮膚全体が脆弱になっていたのかもしれません。知覚が消失しているために、脆弱な皮膚が常

に外力による損傷を受け、慢性化したもので、脊椎損傷に特徴的な褥瘡というよりも、外力による裂創の集積と治癒の繰り返しで褥瘡様となったもので、亜鉛補充療法で健常な膠原線維の生成・維持をはじめ、皮膚の脆弱さが改善されたものと考えられると思います。

3. 施設・地域からほとんど褥瘡患者の姿が消えた

　私が北御牧村立温泉診療所に赴任してきた2000年、この『ケアポートみまき』は、村立の診療所とみまき福祉会を中心に村や社協や身体教育医学研究所その他の諸組織が、手探りではありますが、ケアに軸足を置いた本来の地域医療の実践という一つの目的に向かって、一致協力して仕事をしようという、他所にはない不思議な組織のスタートの頃でもありました。

　村立の診療所の同一建物内に併設された社会福祉法人みまき福祉会のプールや60床の全室個室の特別養護老人ホーム、5床のショートステイに、50名余の在宅往診及び訪問看護介護対象の在宅患者に、3か所のデイケアやデイサービスセンター等々を含めた保健医療看護介護福祉が一体となった地域作り活動が、旧北御牧村村民5500名を主とした診療圏を中心に始動し始めた時だったのです。

　しかし、褥瘡だけに限っても、当時は当たり前と思っていましたが、その発症数、その難治度、その悲惨さは、なかな

か言葉では容易に表現できないものがありました。

　その後、味覚障害や食欲不振・拒食、舌痛症や舌口腔内違和感、皮膚掻痒症や種々の皮膚疾患、さらにその他多彩な亜鉛欠乏症の治療に目鼻が付いたのはもちろんのことですが、とくにほとんどの褥瘡が亜鉛欠乏症の一症状であると気がついてからは、治療と予防を同時に遂行することになり、現在では、100床の特養、20床のショートステイ、多くの訪問看護や往診の在宅患者を含めた当診療所の5000名余（当地も過疎化の波には勝てず、この約20年で人口が500名ほど減少）を対象とする診療圏で、めったに褥瘡の患者を見ることがなくなりました。

　これは自分で言うのも何ですが、とても大きな変化のエビデンスだと思っています。

4. 亜鉛こそ褥瘡治癒のエースである

　先にも言った通り、「褥瘡は亜鉛欠乏による皮膚の健常な生成・維持が障害された皮膚の脆弱状態により発症し、治癒が遷延するもので、亜鉛補充療法と適度な局所療法で治癒する」、これが、これまでの治療経験から得た、褥瘡についての私の結論です。

　現在、ホームページには、以下のように記述しています。

第7章 大部分の褥瘡は、亜鉛補充療法と適切な局所療法で治癒する

> 褥瘡は亜鉛欠乏症 + α である。
>
> 発症・難治の主因は皮膚組織の脆弱性である。

　2005 年当時は、亜鉛の創傷治癒への影響について注意してはいたものの、なぜ亜鉛補充療法で褥瘡が治癒するのかが不明な時でした。しかし、一例一例、褥瘡の発症の状況と褥瘡の治癒経過を検討していると、他の創傷治癒と同様に、(局所療法も必要ですが) 当時の褥瘡学会の常識だった「単純な組織の圧迫による局所の血行障害」が褥瘡の主要因ではなく、糖尿病による壊疽とよく似た褥瘡部の皮膚そのものが崩れていく感じが強くあり、私には何かの代謝異常による皮膚の生成障害である、と考えられたのです。

　何かとは、もちろん亜鉛です。

　当時の (残念ながら現在でも変わりませんが) 日本褥瘡学会では、シーツのしわまで気を使う、きめ細かな局所の除圧と、軟膏療法でも消毒剤など刺激性の入ったものは避けるなど、褥瘡の状態に応じた種々の軟膏を細かく使い分け、創傷治癒因子を阻害しないように、脆弱な皮膚を真綿で包むがごとき繊細な局所療法が求められ、そして治癒に難渋していました。

　いや、そうではない、そう思うようになった根拠の一つが、亜鉛トランスポーター ZIP13 などの論文が出て、膠原線維や膠原組織、コラーゲンの生成などなど、健常な皮膚の生成・維持に、亜鉛が大きく関わっていることがわかってきたこと

です。さらにその後、最近の亜鉛トランスポーターの研究から、次々とこれまで知られていなかった亜鉛の生体内機能が明らかとなり、特に皮膚の健常な育成・維持に亜鉛が重要な役割を担っていることが明らかになりつつあります。

　褥瘡の発生・治癒にはタンパク質やアミノ酸、ミネラルなど、多種の栄養素が関わっています。ミネラルの中では亜鉛、鉄、銅、カルシウムなどの働きが大きく、なかでも亜鉛は、不足すると創傷治癒が遅れる他、タンパク質の構造・機能維持や酵素の活性・調節因子として働いています。

　褥瘡がなかなか治らないのは、亜鉛の欠乏が上皮形成と細胞増殖に影響を及ぼしているからではないでしょうか。その欠乏が重度になると、好中球など白血球の機能にも影響します。そのため亜鉛は創傷の炎症期、線維増殖期、皮膚再生期という全ての段階に関与し、特に創傷の後期治癒過程では組織修復に重要な役割を果たすため、欠乏すると、治癒遅延が起こるのではないか。これが私の推論です。

【インタビュアーから】亜鉛トランスポーター

　しばしば出てきたトランスポーターとは、細胞膜をよぎって片方からもう一方の側へ、細胞間で物資を輸送するタンパク質のことで、輸送担体とも言われます。亜鉛トランスポーターには、細胞内小器官から細胞質へ亜鉛を運ぶ ZIP と、細胞内から細胞外への排出に働く ZnT があります。ヒトゲノム解析で ZIP と ZnT はそれぞれ 14 種と 9 種のトランスポーターからなるファミリー

を形成していることが明らかになっています。

　また、亜鉛サプリメントの過剰摂取への警告として、１日
100 ミリグラム以上の亜鉛サプリメントを摂取している男性に
前立腺がんが発生する頻度が高まるという報告が、アメリカ国立
がん研究所からあったそうです。前立腺がん患者では亜鉛含量が
有意に減っていること、前立がん細胞内の亜鉛濃度が上昇すると
増殖が阻害されること、前立腺がんの悪性度と亜鉛トランスポー
ター ZnT4 の発現減少率との間に強い相関性が見られることも
わかっています。

　亜鉛の機能については、これからも新しい知見がいくつも報告
されるのではないでしょうか。そして、それとともに、亜鉛補充
療法の真の姿が明らかになって行く、そんな気がしてなりません。

4-1　亜鉛トランスポーター

　　　　　　　以下、かなり専門的な記述がつづきます。とばしていただいても可です。

　近年、鈴鹿医療大学薬学部の西田圭吾氏や徳島文理大学薬
学部教授の深田俊幸氏のマウスや培養細胞の研究で、亜鉛
トランスポーターが皮膚での炎症性サイトカインを制御した
り、皮膚の上皮性組織の形成に必須であることが明らかにな
りました。

　深田氏は講演で、「亜鉛トランスポーター ZIP13 のないマ
ウスの皮膚は脆弱で、張力に対する抵抗性を失っていた。表
皮層に大きな変化はないが、真皮層は著明に薄く、コラーゲ
ン繊維の顕著な減少が認められた」と、綺麗な標本を提示さ
れ、「ZIP13 が BMP/TGF‐β シグナル伝達経路を制御し、マ

ウスやヒトの結合組織の発生、形成に重要な役割を果たしている」と、発表されたのです。

　このことは私たちが経験した低栄養、低介護状態に大きな改善がないにもかかわらず、亜鉛補充療法だけで皮下の結合織が再生することで褥瘡が急速に治癒していく経過や、皮下組織の脆弱性のゆえに、知覚、痛覚がないために、車イス移乗時の引っ張り外力による裂傷、裂創が多発し、何年にもわたり治癒しなかった脊髄損傷の褥瘡症例が、亜鉛補充療法のプロマック 1日2錠の追加のみで治癒していく経過を、分子生物学的に見事に説明しています。

　また、理化学研究所福中彩子研究員と京都大学生命科学研究科神戸大朋准教授は、亜鉛を細胞内に輸送する亜鉛トランスポーターが、タンパク質を細胞内分解から防ぎ、裂創を安定化させる機能を持つことを明らかにしました。

　2016年に日本臨床栄養学会が発表した「亜鉛欠乏症の診療指針」でも、「亜鉛はDNAおよびRNAポリメラーゼ、転写因子やリボソームなどの機能に不可欠であり、核酸やタンパク合成に必須であり、さらに抗酸化作用を有することから、創傷治癒において、亜鉛欠乏状態では炎症の遷延化や線維芽細胞の機能低下により、創傷治癒の遅延がみられる」と記載されています。

　実際、亜鉛投与による褥瘡改善効果は、海外で行なわれた褥瘡患者16人を対象にしたランダム化比較試験（RCT）で、はっきり認められているのです。通常食に亜鉛・アルギニ

ン・ビタミンＣの栄養補助食品を加えた群と、通常食に高タンパク質・高熱量の栄養補助食品を加えた群、通常食のみの群にわけ、３週間、経過を観察したところ、通常食に亜鉛・アルギニン・ビタミンＣの栄養補助食品を加えた群が、他の２群に比べて、褥瘡の状態が有意に改善したというのです。

4-2 シグナルとしての亜鉛

さらに難しくなって恐縮ですが、大阪大学生命機能研究科平野敏夫教授らの発見は、栄養素である亜鉛がシグナルとしても関与しているということでした。

例えばサイトカイン（細胞から放出され、特定の細胞に働きかけるタンパク質）の一つ、インターロイキン６は、リンパ球のＢ細胞に働いて抗体をつくりますが、そのシグナル伝達先の一つがLIVIという亜鉛トランスポーターです。そこで、そのLIVIがない胚を作って研究したところ、E‐カドヘリン（細胞表面にある細胞接着を司る分子）の発現を抑制する亜鉛要求性転写因子Snailが、細胞質から核への移行を亜鉛依存的に制御していたことが明らかになったのです。（LIVIはZIP6で、乳がんの転移との相関が報告されています）

どういうことかと言いますと、E-カドヘリンは細胞間接合に関与しています。臓器や体内の内壁面を覆う細胞は、上皮細胞からできていて、それらはE-カドヘリンによって、普段は細胞相互が接着されていますが、傷を負ったり、がんが

転移するときなどは、密に結合している細胞同士が、隣の細胞との接着を解除してバラバラになって可動性を獲得し、他へ移動します。このために上皮細胞は一時、「間葉」細胞のようになるのです。

間葉細胞は移動後、様々なタイプの組織の中で結合組織や血管細胞に成長する細胞で、上皮細胞が間葉細胞に変わることを「上皮―間葉転換」と言い、それはサイトカインからのシグナルで、亜鉛トランスポーターの活性が高くなり、結果的に E-カドヘリンの生産を抑制して、細胞を移動しやすくして実現しているのです。

褥瘡の治癒を考えると、深い褥瘡が治るには、いい肉芽が作られることが不可欠ですが、これにも亜鉛が関わっているのかもしれません。つまり、古くから知られている亜鉛の核酸合成やタンパク質合成機能に加えて、「上皮―間葉転換」が生じやすくなっていることも大きく関係しているかもしれないのです。

以上のような最新の知見の一端からも、褥瘡治癒に果たす亜鉛の役割の大きさが感じられます。

欠乏している亜鉛などを補充する全体治療を忘れた褥瘡治療はありえません。しかし日本褥瘡学会では、2012年の「褥瘡予防・管理ガイドライン（第3版）」でも、発症後の全身管理の項で、亜鉛、アルギニン、アスコルビン酸などが欠乏しないように補給しても良いという記述しかなく、現在に至

るまで推奨度C1レベルに留まっています。これは学会内に、
生命に必須な微量元素・亜鉛の多彩な生体内機能について考
慮した方がほとんどないということを、何より如実かつ雄弁
に物語っている事実と思うしかありません。日本褥瘡学会
は、褥瘡治療に際して、皮膚の脆弱性予防の全身療法の採用
と推奨へと、大きく視野を広げる必要があると、切に感じま
す。褥瘡を早く治すには、まず亜鉛補充療法なのです。

　繰り返しになりますが、私たちが経験してきたように、

「皮膚の脆弱性を軽減する亜鉛補充療法の全身療法、及び維
持療法と、適切かつ軽度の局所療法を合わせることで、褥瘡
は治癒と予防が可能」

　なのです。まずは安価で、かつ安全、容易なプロマックに
よる亜鉛補充療法と、局所療法を併用することを始めていた
だきたいと思うものです。

第8章
治療困難といわれる
舌痛症も亜鉛補充療法で
治癒の可能性が

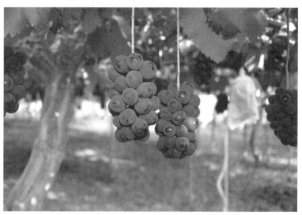

葡萄畑（旧北御牧村）
1991年、エッセイストの玉村豊男さんがワイン用の500本の
ぶどう苗木を北御牧村の開墾地に植えたのが始まりで、今の
東御は大小10近くのワイナリーが集まる千曲川ワインバレー
を代表する地域となっています。

舌や歯茎、口の中が猛烈に痛い、ヒリヒリする、しみるなどと慢性的に訴え、しかしいくら詳細に診察しても、舌や口腔内粘膜にまったく肉眼的異常所見が見られないという病気が「舌痛症」です。男性より女性、それも更年期以後の女性に多く、閉経後の女性の有病率は13〜18%と言いますから、認知度が低い割りには、かなり患者数の多い病気です。にもかかわらず、これまで確たる治療法がなかったのは、以前、成書にあった治療法を試しても、何の効果もなかった経験で明らかです。

　もともと冷え性や自律神経失調症などは「西洋医学」が苦手にしている病気で、舌痛症もその一つとされていました。いまはストレスが大きく影響した「慢性疼痛」だというので、「心療内科」が中心に診ていますが、個人的にはどうなのかなと疑問に感じているのが正直なところです。

　というのも、「心療内科」は一見、精神的な病気のように見えるけれど、いろいろ調べていくと内科的な異常があり、その内科的異常を治療すれば精神的な症状もよくなっていく、というアプローチの診療科のはずです。決してストレスが原因で起こっている内科的な病気を治す診療科ではないからです。

　私たちは亜鉛補充療法で、この舌痛症の患者さんを何人となく治癒させてきました。そこで、もう一度原点に戻る意味で、過去に診療した症例を中心に、亜鉛補充療法で治る可能性という側面から、舌痛症という病気を考えてみたいと思い

ます。

　これまでの症例では、プロマックを飲み始めてすぐに効果が出てくるものではなく、飲んでいるうちに舌や口腔内の痛みや違和感が弱くなったりぶり返したりを繰り返し、そのうち痛みなど気にならない時間が増えていき、気がつくと痛みや違和感が消えている、という経過をたどることが多いのです。

　また、比較的早期に軽快・治癒する症例と長期を要する症例があり、長期を要した症例では（十分な症例数と症例整理が整っていないので推測の域にあるのですが）、多剤服用症例が多い印象を持っています。

　口腔内違和感や異味感、舌痛では、原因と考えられる確かなことがなかったこともあって、気分のこと、心療内科的なこと、精神的なことなどの可能性が考慮され、一般的な精神安定剤はもちろん、向精神薬やさらには種々の漢方薬が投与され、それも効果がないため多医療機関の受診となって、とても常識では考えられないような多種類多量の薬剤の処方を受けている症例も多いのです。

【インタビュアーから】「舌痛症」

　ピリピリ痛いなどの症状がある舌先や両縁部をいくら診察しても、痛みを引き起こす原因が特定できない状態です。痛みが慢性的に続くため、日常生活の質（QOL クオリティ・オブ・ライフ）が大きく低下します。口腔内の清潔や喫煙、義歯などの不具合、

自律神経失調のような精神的要因、ホルモンバランスの崩れなど
が原因として考えられています。それ以外にも舌炎や口内炎、舌
がんなどの有無も確認しなくてはなりませんし、栄養関係では、
鉄欠乏性貧血やビタミン欠乏、亜鉛欠乏なども、血液検査をした
上で考慮すること、となっています。治療としては現在のとこ
ろ、局所療法、内服療法、心理療法を組み合わせるのが主流です。
これまで、かかる科は口腔外科か心療内科、あるいは脳神経外科
と言われてきましたが、亜鉛欠乏症が多いことが認められれば、
その常識も変わるでしょう。

1. Uさんの場合
（舌痛、口唇痛、味覚障害、食欲不振、口内炎）

　2004.09.22 に初めてお見えになった 67 歳の U さんは、
10 年ほど前から甘みを感じるのが鈍くなっていることに気
づいたそうです。そして 2、3 年前から口や口の周りがビリ
ビリし始め、さらに半年前から舌の先端部にヤケドをしたよ
うな痛みが出て、この痛みが軽くなったり強くなったりを繰
り返すようになったと言います。

　初診の時、「酸っぱいものはしみるし、塩味の強いものは
わかりますが、口の中に苦味があって、その他の味はあま
りよくわかりません」ということでした。その味覚障害を主
訴として来診されたのですが、ほかにも月に一度の割合でア
フタ性口内炎を発症しているとか。採血をして一般検査をし
ましたが、異常は見当たらず、ただ味覚検査の結果は異常
（+++）で、かなり味覚障害が進んだ状態です。血清亜鉛値

は70μg/dl、ALP は 176 でした。

　6 日後の 2004.09.28 からプロマック 150mg による亜鉛補充療法をはじめました。昨年来、疲れが取れなくてとお困りの様子です。

　10.12、表情が少し明るいのは食欲が出てきたことと、口内炎がいつもより早く治ったおかげのようです。血清亜鉛値は 78μg/dl で、少し増えてきました。

　11.08、口の中の痛みは、かなり軽くなり、食べたものの味も少し感じられるようになってきたと言います。

　12.06、今月は口内炎が出ませんでしたと、嬉しい報告です。時々は口唇部のビリビリ感を忘れる瞬間があるとか。血清亜鉛値 83μg/dl、ALP194。

　2005.01.04、年を越しましたが、「食欲がずいぶん出てきて、喉のイガイガ感はよくなり、口腔内の痛みも軽くなった、ただ、舌の先端部の痛みはまだあるし、口周囲のビリビリ感は残っています」とのこと。

　02.14、食欲が出てきたおかげで体重が増えたとおっしゃいます。「口腔全体だった痛みが舌先だけになりましたが、口唇のビリビリ感は相変わらず残っています」

　04.18、口唇部のビリビリ感は依然残っているものの、舌先端のビリビリ感じる部分が狭くなったとおっしゃいます。

　05.23、口唇部はビリビリするけど、口腔内は、あまり痛くないとのこと。そして 1 週間ほど、プロマックをやめていたそうで、そのせいか血清亜鉛値 66μg/dl、ALP：182 と下

がっていました。

06.28、小さな口内炎が出たけれど、大したことはなく、舌先の痛みも軽くなった、とのこと。

08.30、食欲がさらに出てきて、食べるものが美味しく感じられる。食べられることが嬉しい。口内炎は消え、上唇にビリビリ感が残るのみ。味覚検査の結果、甘みを舌先で感じられるようになり、体重は増えました。血清亜鉛値100μg/dl、ALP：190.

11.02、しばらく風邪をひいていたそうです。口唇部の痛みは少しあるものの、もう気にならないレベル。食べられるのが嬉しいし、美味しい。血清亜鉛値71μg/dl、ALP：183。

2006.04.03、長野と新潟県の境に近い豪雪地帯から通院されていた方で、4月なのに周囲の雪はまだ1メートルほど残っていますと、笑いながらおっしゃいます。状態が良くなったのでしょう。

口腔内はほとんど問題なし。口内炎も出ていない。食欲は普通にあり、口唇周囲のピリピリが残っているけれども、美味しく食べられているとのこと。味覚検査の結果も良いので、以後、プロマックのみで、治療終了としました。血清亜鉛値94μg/dl、ALP：198。

本症例は2004年のことで、受診当時、どんな薬剤をふだん飲んでいたかについては、問診で聞いていませんでした。

2. Vさんの場合
（舌痛、慢性下痢、食欲不振）

　72歳の女性、2006.03.22 の初診時のおよそ2か月前から、舌の先端部に痛みがありました。その他、慢性的な下痢と食欲不振があったため、血清亜鉛値86μg/dl、ALP：275でしたが、この日から亜鉛補充療法を開始しました。

　2006.04.05、舌痛や舌の渇きは、特に変化なし。血清亜鉛値101μg/dl、ALP：288。

　05.01、最近、舌痛があるのを何時間か忘れることがあると言います。心なしか少し元気になっているようにも感じます。血清亜鉛値128μg/dl、ALP：300。ただ、診療所からご自宅が遠くて、診察のたびにひどい車酔いをされていますから、自宅近くの医師を紹介し、そこに通ってもらうことにしました。その後、舌痛がなくなったとの報告がありました。

　ところが1年4か月後の2007.09.18再び舌の先端部が激しく痛むようになり、診療所にお見えになりました。その時は持病のため近医で多剤服用状態になっていて、舌痛に加え、食欲不振と口腔内が厚ぼったく感じる違和感もあるとのこと。さらに精神症状もあるからと抗うつ薬のパキシルを服用中でした。血清亜鉛値は97μg/dl、ALP：200。

　09.25、1週間後、プロマック 一日2錠、投与開始。

　10.10、舌ザラザラとして痛む。夜になると喉も痛いとか。

　10.23、舌のザラザラ感少し軽快。血清亜鉛値176μg/dl,

ALP：287。

11.05、舌のザラザラ、ずいぶんと良くなり、舌先の痛み
は残っているが、気にならないレベルとおっしゃるので、2
週間分のプロマックをお渡しして受診中止、前回と合わせて
治癒と認定しました。

3. Wさんの場合

（舌痛症、口腔内の苦味、味覚障害、潜在的症状として食欲不振、掻痒）

W さんは 2013.06.19 に、我慢できない舌痛を主訴として
受診された 46 歳の女性です。痛いだけでなく、口の中が苦
いし、食べるものすべて苦く感じると言います。

採血して血清亜鉛値などを測りました。一般検査で特に悪
いところは見つかりませんでしたが、血清亜鉛値が 63μg/dl
と多少低目なので、すぐにプロマックによる亜鉛補充療法を
始めました。

07.03、舌痛や苦味は強いままですが、食欲が出て、空腹
感も感じられると言います。これらは典型的な潜在していた
亜鉛欠乏の症状です。

07.17、舌痛は軽くなったり、ぶり返したりを繰り返して
います。それでも血清亜鉛値 100μg/dl とふえ、補充療法の
効果はしっかりありました。ALP：308。

08.21、舌痛は相変わらず軽くなったり、ぶり返したりと
スッキリしません。しかし掻痒感がなくなりました。これ

も潜在していた（日頃普通に存在している症状を意識していない）亜鉛欠乏症だと思われます。血清亜鉛値80μg/dl、ALP：311。

10.16、食欲もあって、おかげで体重も増えました、との報告です。口の中の苦味がなくなったのがよかったのかもしれません。そのほか舌痛もかゆみもありません。血清亜鉛値80μg/dl、ALP：322。ほとんど治癒と考えていましたが、ご本人が舌痛の再発を気にされているので、プロマック投与は続行しました。

2014.01.29、口の中の苦味も消え、舌痛も気にならない状態です。治癒です。血清亜鉛値101μg/dl、ALP：299。

その後、2015.09まで特に問題ありませんでしたが、2015.11.09、舌痛はないものの口腔内の苦味が再発、この日から再びプロマック投与を始めました。食欲もありませんし、体の掻痒感も感じられると言います。血清亜鉛値64μg/dl、ALP：291でした。

12.21、口の中の苦味や掻痒感には特段の変化はありませんが、いがらっぽさが少し消えたのか、食欲が出てきています。

2016.02.01、口の中の苦味は困らない程度に収まり、いがらっぽさも軽くなりました。食欲も出て、味覚も戻っています。血清亜鉛値95μg/dl、ALP：352。

03.23、苦味はなくなったわけではないが、困らない程度。掻痒感は、はっきり消えましたし、疲労感がなくなっている

のに気がつきました、朝起きるのが本当に楽なのです、とのこと。血清亜鉛値 73 µg/dl、ALP：303。

05.09、食事が美味しくなったのが嬉しいとおっしゃいます。治癒と認定。維持療法に移りました。

4. バーニングマウス

前掲の U さんは、私たちが治療終了と考えるまで、足掛け3年かかっています。私たちとしては初期の症例で、経験も不足でしたが、舌痛症以外にも、意識していなかった症状も含めて、亜鉛欠乏症の種々の症状が徐々に軽快していった典型的な症例で、特別長くかかった症例ではありません。他の方も、治癒と認定するまで、V さんは1年8か月、W さんは中断も含めて3年近くかかっています。なぜ亜鉛が不足するのか、はっきりした原因が詰められず、再発する症例では、プロマック による維持療法を続けている方もいます。

舌痛を訴える患者さんは、決して少なくありません。亜鉛欠乏症を疑い、エクセルで整理した疑い患者数が 800 人になったのは、2013 年春のことでしたが、この 800 人中、舌痛を訴えていた患者さんは1割近い 68 人（80 症例）にのぼっていました。

そのうち亜鉛補充療法で治癒したのは 44 人（男性6人、女性 38 人）で、男女比は多くの報告例と同様の傾向です。そして 12 の再発・再々発症例を加えて、治癒は 56 症例に

228

なりました。また、治癒可能性の高い方は6人、判定保留者
13人、非治療5人でした。

（判定保留者は舌痛症が亜鉛欠乏症と気が付いた初期の頃のマスコミ
報道で、どっと押しかけ受診をし、初診乃至は再診程度で受診を中断
して判定不明の症例や、後期の亜鉛吸収阻害薬剤や多剤服用症例等で、
特に多医療機関受診で、薬剤の整理が充分出来ず、亜鉛補充療法での
血清亜鉛値も燻り、経過も燻って判定不可能な症例です。非治療は5
人で、1例は顔面の帯状疱疹の皮疹発現前の口腔内痛を含む、主とし
て全身状態で、非医療と判断されたものです。）

　結局、80症例中56症例、7割の症例が、私どもの亜鉛補
充療法で治ったわけですから、大部分の舌痛症は亜鉛欠乏症
で説明が付くことになると言えると思います。私どもの診療
所は一般の診療所ですから、舌痛症の患者さんの数が多いと
は言えません。ぜひ多くの症例を抱える医療機関で追跡して
ほしいと考えています。

　「舌痛症」の特徴は、症状の訴えが多様で、痛みの表現も
人ごとに違うことです。

　ヒリヒリとかピリピリ、あるいはカーッとしたという「持
続性で灼けるような」痛みだったり、チクチク、ズキズキ、
しみるという「刺すような」痛みだったりします。それも
ずっと日常生活ができないくらい耐え難い痛みから、気がつ
くと痛みを感じるというものまで、痛み方も痛む時間も様々
ですし、痛む場所も一般には両側性ですが、舌の先端部だっ
たり、両縁部だったり、歯茎が痛んだり、口唇だったり、口

蓋だったり、口腔内全体だったりと、これまた人ごとに違います。

　痛み方の特徴は、痛みの強さに波のあることが特徴で、痛みのために眠れないということはありませんし、不思議なことに食事中のほうが、痛みが楽になる傾向が認められます。多くの患者さんがよくガムを噛んでいるのは、このためで、趣味や会話に夢中になると痛みが紛れることもあります。

　また、多くの方が、他の口腔内症状を合併していて、「舌がスムーズに滑らない」とか「膜を張ったようだ」「歯がおかしい」「食べ物がうまく入っていかない」、「口の中が乾く」など、様々な表現で、ご自身の口腔内の異常を訴えられるのも特徴の一つで、これに伴って味覚障害を自覚されている方も少なくありません。（約60％が味覚障害を伴い、半数以上が口腔乾燥感やザラザラ感を伴うと言われています）食欲不振や皮膚症状など、他の欠乏症状の合併もあります。

　肝心の血清亜鉛値も、80μg/dl以下の方が多いのですが、それ以上ある方も決して例外ではありません。ここでも血清亜鉛値が目安にはなっても、決定的な基準ではないことを雄弁に物語っています。特に、多剤服用例は異様な低血清亜鉛のことも、また、高血清亜鉛のこともあります。

　この舌痛症は「口の中の粘膜面に生じる原因不明の痛み」として、国際頭痛分類第3版では「口腔内灼熱症候群（バーニングマウス症候群）」の一つとされています。バーニングマウスとはすごい表現ですが、病気の定義として「口の中の

ヒリヒリ、カーッとした痛み、またはピリピリした不快な異常感覚が、1日に2時間以上、それを3ヶ月以上に渡って連日繰り返すもので、臨床的に明らかな原因疾患を認めない病態」となっていて、なんらかの病気が背景にあって同じような口腔内の痛みや異常感覚を起こしているものを全て除外した上で、診断が下される慢性疼痛疾患とされているのです。これが現在の学会の「常識」ですが、亜鉛欠乏症を含めた、広い視野で再検討すべき時が来ているのではないのでしょうか。

【インタビュアーから】舌痛症の診断基準

A. 口腔内の痛みは、以下のBとCを満足する

B. 連日、かつ2時間以上にわたって反復する痛みが3カ月以上、持続している

C. 痛みは、以下の2項目の性質を有する

　1、痛みは灼熱感を伴う

　2、痛みは口腔粘膜の表在性である

D. 口腔粘膜の外観は正常で、感覚を含む検査は正常である

E. 国際頭痛分類第3版における他の疾患の診断基準にうまく当てはまらない

　そして、舌痛症の診断のためには、他の疾患を除外するためのさまざまな検査が必要です。全身疾患の中には口の中の感覚を変化させたり痛みを起こす可能性があるからです。

　内分泌疾患のスクリーニングとして行なわれるのが血液検査で

すし、さらに血液検査では貧血や栄養素のスクリーニングも行なわれます。鉄欠乏性貧血では舌に炎症が起こり、痛みを伴います。胃切除を受けた患者さんはビタミンB12の吸収障害が起こって、別の種類の貧血が起こりますが、この時も舌の痛みを伴うようになります。

　亜鉛が不足すると、舌や口唇に炎症を起こすことが知られています。消化管の手術などで口から食物を摂れなくなった患者さんに中心静脈栄養という点滴が行なわれることがありますが、初期の頃には必須微量元素が点滴の成分に加えられていなかったため、頻繁に口腔内の炎症が生じました。さらに偏った食事を摂っているとしばしば亜鉛の欠乏などが起こり、舌などに炎症が起こります。

　また口の中の常在菌のバランスが崩れると、カンジダと呼ばれるカビがはびこることがあり、口腔内の粘膜に炎症を起こします。このための検査は、綿棒で舌や頬の粘膜にくっついた唾液を拭って、培養検査に回すと言うのが学会で広く支持されていることですが、舌炎と舌痛症の区別がしっかりついていないようにも感じます。

　患者さんは悪い病気ではないかと心配されて受診される方も少なくありません。ただ悪性腫瘍の痛みだけの症状が舌や歯肉に起こることは非常に稀で、多くは潰瘍やデキモノを伴って発症しますから、舌痛症と診断されたら、そんな悪い病気でなかったと、ひとまず安心していいというわけです。

　舌痛症の患者さんは、執拗に訴える症状の割りには、原因を負わせるに十分な他覚的所見がなく、また、亜鉛に気づかなければ、ほとんどの検査データに異常を認めないことが

多いので、亜鉛の知識がなかったこれまでは、大変奇妙な疾病と考えられてきたということがあります。ですから、舌痛を発症しそうで、且つ他覚的所見のある疾病を、まず除外しようという除外診断から始めた診断法が残ってしまったのです。

　しかし、私たちのように、亜鉛に注目し、しっかりとした亜鉛補充療法をすれば、ほとんどの舌痛症は亜鉛欠乏症の症状だと判明すると思われます。

　現在の舌痛症領域での最も大きな問題は、これまでの診断、治療では治らなかったため、実に驚くべき種々の治療法が試みられていること。しかも、効果がなかった治療もそのまま続けられている症例の多いことが問題で、結果として、精神安定剤はじめ、鎮痛剤、向精神薬にさまざまな漢方薬など、患者さんに多剤服用を強いてきたことです。しかも、この多剤服用者の血清亜鉛濃度は高いことも低いこともあるため、亜鉛欠乏症としての診断もしにくくなっています。

　現在の日本の学会で、舌痛症においては、「褥瘡」に比べると、亜鉛の比重は格段に重いものになっていますが、それでもまだ足りません。

　舌や口腔内の痛みや違和感を訴える患者さんには、まず血清亜鉛値を測定して、その動きを追跡する亜鉛補充療法をとりあえず試行することを、先ず実行していただきたいと、強く思います。多分、目からウロコとなること請け合いです。

　さらに詳しくは、私たちが作り、日々更新している亜鉛欠

乏症のホームページ【舌痛症は亜鉛欠乏症である】を参照してください。

　　　　以上、舌痛症（口唇痛も）に対する私たちが行なった亜鉛補充療法の効果をまとめますと、

---

1. 舌痛が軽快、治癒するまでには数週～数か月を要する。多くは6か月以内であるが、年余を要する症例もあり、それは特に多剤服用例に多いように推測される。
2. 時々痛みを忘れる時が生じ、時々痛みを忘れる日が生じて、という形で軽快、治癒していくことが多い。
3. 難治のことがあるので、少なくとも3～6か月の「試みのプロマック 投与」を。
4. 口唇痛のほうがさらに難治の傾向がある。
5. 亜鉛欠乏症と診断した800人のうち、舌痛を訴えた患者さんは68人80症例いた。このうちプロマック による亜鉛補充療法で治癒したのは44人で、再発・再再発12症例を加えると56症例である。治癒可能性のある患者さんは6人、判定保留者13人、非治療5人である。

となります。

【インタビュアーから】舌痛症と診断されるまでの検査

　一般に舌の痛みを起こす原因として、1. 口内の乾燥、2. 細菌やカビ（真菌）による炎症、3. 貧血、4. 鉄や亜鉛など微量元素やビタミンの欠乏、5. 薬の副作用、6. 歯科での金属アレルギーや義歯の不適合などが挙げられています。これらを一つ一つ検証し、除外していくのがこれまでの舌痛症の診断でした。

まず舌や口腔内をよく見ます。舌炎やがんなどがないかの確認です。舌炎を疑った時には舌表面の菌検査をし、細菌や真菌の感染がないかを調べます。舌が赤かったり、逆に白くなっている時は真菌感染症を疑います。

次に血液検査で貧血や微量元素やビタミンの欠乏症がないかを調べます。口内が乾燥している時は唾液量を測ります。シェーグレン症候群のような自己免疫疾患や糖尿病でも口内が乾燥して炎症を起こしやすいので要注意です。

これらの検査でも原因が特定されず、それなのに舌がピリピリ痛いとか、焼けるように痛むという自覚症状がある時に舌痛症と診断されるわけですが、ここまでご紹介してきた症例では、亜鉛補充療法をすると症状が軽快したり治癒しています。つまり、本来の「舌痛症」ではなかったわけです。

ですから、舌痛症と思われる患者さんには、まず「試みのプロマック投与」をすること。それで改善しなかった場合、従来のような除外診断をする、ということではないでしょうか。

第9章
まとめに変えて
～亜鉛欠乏症は21世紀の国民病であり、
文明病である

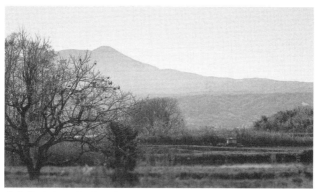

北御牧から見た浅間山
東御は食事も美味しいし、温泉もいい、ワインも美味い。いいところです。（写真は上山田温泉の中央ホテルHPより）

予定よりずいぶん長くなってしまいました。ここまでお読みいただき、本当にありがとうございます。

　8章まで、私たち自身が医療の現場で経験し実証してきた事実を中心に、亜鉛欠乏症について、できうる限り客観的に書いてきました。この章では、亜鉛欠乏症について将来推測されることや仮説なども交え、私が大切と考えていることを、本書のまとめとして書かせていただきます。

　ただ、私にはまだ、どうしてかくも多数の亜鉛欠乏症患者がこの時代、この日本で発症したのかをうまく説明することができません。いまの状況は「群盲象を撫する」状態と言えばいいでしょうか。群盲の一人である私には、目の前の患者さんを悩ませる症状が、いったい幹なのか、枝なのか、葉なのか、全体として系統樹を描くことが、ついぞできなかったのです。ですから「なぜ亜鉛が欠乏し、これほど様々な症状を示すのか」という章を書き起こせなかったことは、返す返すも残念なことで、その解明が、基礎から臨床にわたる地道な研究の充実によって、いつの日にか（なるべく早い時期に）実現することを期待しています。

　しかし、これだけは言えます。亜鉛は生命に必須な元素ですから、その欠乏症がほとんどの臨床科に関係している、ということです。こうした知見は、私どもが初めて亜鉛欠乏症の存在を世に知らしめた時と比べれば、世間に広まりつつあるようですが、全ての医師が日常の診察の時に忘れてはいけない知見として認識するまでには至っておりません。それ

は、きっと亜鉛欠乏症そのものが、以下のように、多くの点
で、医師の日常の常識に反するものであったからです。

- 亜鉛が人体に2〜3gしか含まれない微量元素であること
- その1元素の欠乏で、実に多彩な症状・疾患を引き起こすこと

しかも、

- それらは稀な症状・疾患だけでなく、日常臨床で医師がしばしば遭遇する、原因などを考えもしない一般的な普通の症状・疾患や、生理的機能の脱落などでもあったこと

さらに、

- その欠乏症が稀ではなく、多数の患者が存在すること
- 欠乏症であるから、その元素の補充だけで、殆どの症状・疾患が軽快・治癒すること
- 補充する亜鉛は、毒物とされる鉛やカドミウムなどと関係ありそうな元素でありながら、現在の通常の経口投与ではほとんど無毒と言ってよいこと

そして何よりも

- 欠乏症の存在など想像し得ない現代での欠乏症であること
- 欠乏症とその血清亜鉛値との乖離の問題がなかなか理解できなかったこと

これらについては、これまで本書でも触れてきましたので、

それぞれの項を振り返っていただければ幸いです。

　私どもが経験していないことや経験する可能性のないこと、確かでないことは、その旨の記載なしには書いておりません。しかし、よく読んでいただければ、臨床医で、眼科や産婦人科、泌尿器科等なども含め、亜鉛に関係しない医師はほとんどいないこと、ご自身の専門分野の疾病に亜鉛が関係していることは、ご理解いただけると存じます。亜鉛欠乏症の臨床は、ヒト全体を想定する中で、それぞれの専門の場所で、多くの専門医が連携しながら研究・検討すべきことなのです。

1. 私がこの本で言いたかったこと

順不同に列挙してみます。

A. 多くの医師が考えているよりも、はるかに多くの亜鉛欠乏患者さんが、この日本にいること。

B. ほとんどの褥瘡患者や舌痛症の患者さんをはじめ、日常診療でよく出会うけれど、不定愁訴とされ、原因も定かに追及されない多くの症状・疾患の患者さんが、今も亜鉛欠乏症による症状で苦しんでいること。

C. これまで亜鉛欠乏症が問題にされなかったのは、亜鉛という微量なミネラルが、この時代に不足するはずがないと言う一般的な間違い「常識」と、もしあっても、それは稀なことだろうという根拠のない「常識」に、ほとん

どの医者が囚われていたということ。

D. 亜鉛欠乏症の症状の多くが、日常一般に見られるごく当たり前の症状・疾患で、見過ごされやすかったこと。言葉を変えると、当たり前の症状の中から違う症状・疾病を見つけだす医師の本来の役割を忘れ、現在の教科書に安住する傾向が多くの医師にあったこと。

E. そんな「常識」の陥穽に落ち込んだのは、細分化された現代の臨床医学医療がヒトを全体として診る視点に欠けていただけでなく、社会に専門医重視の風潮があり、医師もそこに安住していたこと。

F. 学会も専門性の狭い視野と領域に安住し、周辺産業を巻き込んで、いわゆる「村」をつくり、そこに安住して変化を望まなかったこと。

G. もう一つ、血清亜鉛測定による資料が少なく、亜鉛欠乏症と血清亜鉛値の乖離に、世界の学会が血清亜鉛値の評価、変化の法則性を発見できず混乱を呈していたことも大きな原因の一つだったこと。

H. それに加えて、生体値である臨床検査値の基準値の統計学的意味を正しく理解しない「デジタル思考」が医学界や医療界に蔓延し、「群の基準値は個の正常値である」という間違いに陥っていたこと。

I. この混乱の元となっている日本臨床栄養学会が、現実の資料に基づく血清亜鉛値の実態など知らずに、論文から「新基準値」なるものを恣意的に導き出し、いくら指摘さ

れてもその誤謬や矛盾に気がつかないこと。これは診断指針とともにぜひ早急に訂正していただきたいこと。

J. 全国民を対象に、血清亜鉛値の測定を早急に行なうこと。個人のレベルでは「基本健康診査」、「後期高齢者健康診査」や学童、職場の健康診査や日常診療を利用し、人生で数回の健常時の測定を義務づけて欲しいこと。国民の健康を守る意味では、米国のNHANESⅡのごとく、国家の責任で、全国何か所かでの疫学調査を早急にすべきこと。

K. 国は亜鉛欠乏症の現実を理解して、疫学調査や医療統計などから国民の実態を明らかにし、その原因を究明する努力をするべきこと。

L. 亜鉛欠乏症の診断は、血清亜鉛値と、補充療法開始後の数値の変動と症状の変化で診断し、測定した血清亜鉛値の絶対値だけによる診断に決して陥らないこと。

M. 褥瘡の多くは論理的亜鉛補充療法の全身療法と適度な局所療法で軽快・治癒し、再発予防も可能であることを追試、確認し、日本褥瘡学会は検討すべき時がきているということ。

N. 定かな原因の認められない食欲不振の大部分は亜鉛欠乏症の可能性が高く、安易なPEGの造設は慎むべきであること。

O. 皮膚症状・皮膚疾患は亜鉛欠乏による皮膚の生成・維持の障害の可能性があるという観点から皮膚疾患全体を見

直してみる必要があること。

P. 大部分のいわゆる舌痛症は亜鉛補充療法で改善・治癒するという事実の確認と周知徹底が医師や医療関係者全員と全国民に必要なこと。

＊亜鉛欠乏症に興味を持たれた方は、私が約10年間の臨床で、ある程度その根幹の概要を知り得たと思われることを、2012年に講演としてまとめ、ホームページ内で公表したものがあります。現時点でも、概要は大きく間違ってはいないと思われるので、2020年1月から、YouTube で公開しました。約1時間のスライド付き講演で、亜鉛欠乏症の根幹の概要をある程度理解できると思うので、ぜひご覧いただきたいと思います。YouTube 公式チャンネルを選択し、検索のところに「亜鉛欠乏症の臨床と疫学」と入れていただき、59-01 といういちばん最初の画面をタップしていただくと、本編が始まります。

　以上のことを踏まえて、亜鉛欠乏症に直接関係する現時点で大きな問題だと、私が考えているいくつかを、これからお話ししたいと思います。

2. 症状・疾患について強調しておきたいこと

　臨床の現場で、しばしば遭遇する亜鉛欠乏症の症状・疾患は、味覚障害、食欲不振、舌痛症、褥瘡、皮膚症状・皮膚疾患とその他という6群にまとめられます。これら亜鉛欠乏症の臨床症状は、それぞれの症例の紹介や経時的経過を含めた自験例を中心に、ここまでご紹介してきました。

「味覚障害群」は日大耳鼻咽喉科教授であられた冨田寛先生たちが、その知見を広めて来られた亜鉛欠乏症の代表的な症状群ですから、詳細はそちらに譲りますが、私たちが経験しただけでも、さまざまなレベルの味覚障害があり、味覚障害単独もありますが、食欲不振など、他の諸症状や疾患と複雑に併発する疾患群であることを強調しておきます。

　「食欲不振の群」は、発症の原因に定かなものが認められない場合には亜鉛欠乏症の可能性が高く、病院などでの食欲不振は、輸液や服薬や不適切な治療による亜鉛欠乏症のことが多いのではないかと思われます。また、ホメオスターシスの狂いはじめた終末期の食欲不振も亜鉛欠乏症のことが多く、安易な胃瘻造設などを実行する前に、医療者はこのことを常に頭に置き、一時的でも食慾の増加のため亜鉛補充を試みる意味と必要があることを忘れないでいただきたいと思います。

　「舌痛症群」は、他覚的には理解し難い疼痛の症状と局所の無所見のために、関連の諸学会では、しばしば精神的なものや心の持ち方などが原因とされ、希有な疼痛疾患との鑑別及び除外診断の対象ともされて、現在に至っています。亜鉛欠乏症も鑑別診断の一つとされてはいますが、専門とする医師たちの血清亜鉛値の評価や亜鉛欠乏症の診断手法そのものの基本的知識の不足や多剤服用による難治症例への対応など、学会レベルでもきちんとした対応と検討がなされていないのは、大なる不満です。

　私はこれまで「いわゆる舌痛症は大部分が亜鉛欠乏症である」と、日本口腔外科学会のセミナーや筆者の亜鉛欠乏症のホームページなどで、その周知に努力してきました。実際、いわゆる舌痛症の方は、それが単独の発症でも、口腔内違和感や味覚障害や異味感、その他の亜鉛欠乏症の皮膚症状・皮膚疾患などを併発したものだとしても、私たちのいう論理的亜鉛補充療法で大部分が軽快・治癒し、再発、再々発しても再補充療法で、容易に治癒するのです。ですから、舌痛症の大多数を占める亜鉛欠乏症を診断治療する際、安価で安全、且つ容易な亜鉛補充療法の実施を、除外診断として先ず先行してすべきものと考えます。

　舌痛症を専門とする学会はじめ関連の諸学会が共同でシンポジウムなどを開き、除外診断学そのものを真剣に検討すべき時ではないでしょうか。舌痛症に苦しむ患者さんが筆者の診療所に遠方からはるばる訪ねてくる難民状態を、１日も早く解消する社会的責任があると、私は考えます。（なお、疼痛の発症機序の野崎千尋論文 は、舌痛症のみならず、原因不明の線維筋痛症の機序としても検討すべきでしょう。http://first.lifesciencedb.jp/archives/3215n）

　「**褥瘡群**」について、褥瘡の発症は組織の慢性的圧迫による血行障害という社会一般の常識に反して、私たちは「褥瘡は、亜鉛欠乏による皮膚の代謝障害に伴う皮膚の脆弱さがその主要要因で、発症・難治化する」ことを発見しました。しかも褥瘡は、舌痛症とは異なり、亜鉛補充療法の治癒経過が、

写真映像で容易に可視化・追跡できます。その情報は、私が2002年秋に、亜鉛欠乏症に気がついた第一の症例から歴然たるもので、その一部をここでも紹介しましたが、視覚化された経時的な治癒経過を、予断を持たずに見ていただければ「百聞は一見にしかず」、それ以上の説明を要さぬものと考えています。

　日本褥瘡学会は、今でも、褥瘡の発症・難治化の原因を学会発足以来のpressure ulserに固執して局所療法に偏重しています。局所療法でも軽快、治癒することもあるでしょうが、一方で「亜鉛補充療法の全身療法と適度な局所療法で軽快・治癒し、再発予防も可能」な褥瘡もあるのです。

　何年も前から、看護師や勉強する介護士などから、「医師に亜鉛補充療法の処方をお願いしたが、拒否された。どうしたら良いでしょう」と、私はしばしば訴えられます。過去の常識だけに囚われるのはやめていただきたいものです。

　ここで言う「皮膚科疾患」は、褥瘡以外の多くの症状・疾患を意味しています。私どもの小さな診療所では、症例の数も内容も限られますが、そんな少数の症例でも、免疫学的諸機能も含めて、皮膚の生成・維持に関わる亜鉛の生体内機能の解明が、分子生物学的手法を駆使した亜鉛トランスポーターの研究など急速に進む近年の情報も参考に全人的に治療すると、いろいろなことが判ってきました。皮膚の病的状態の全てに亜鉛のみが関与しているとは申しませんが、少なくとも病的皮膚状態が健常な皮膚になるステップには、亜鉛の

生成・維持の生理的機能が大きな役割を果たしているのでは
ないでしょうか。健常な皮膚の生成・維持の阻害因子として
も、亜鉛欠乏について皮膚科学会は関心を持ち、検討してい
ただければと思います。

　その他、まだまだ多彩な症状群の存在が予測されます。本
書は主として、私自身などが経験し、確認したものを基に組
み立てました。症例となった方の年齢でお分かりのように、
私どもの診療所の患者さんの多くは高齢者で、若い方はあま
り見えになりません。しかし、そんな若い方たちを数多く診
察していたら、また違う亜鉛欠乏症の症状を発見していた可
能性もあると思われます。

　いずれにしろ、私たちが行なった全人的医療の基で、病歴
的なnarrative Evidenceを含めての観察、思考、追跡から
亜鉛欠乏症を疑い、新たな発見のきっかけになることは、こ
れまで数多く経験してきたことです。その「目」と「気づき」
を、多くの臨床医に求めたいと思います。

3. 血清亜鉛値について強調しておきたいこと

　現在でも時々、「血清亜鉛値が基準値内で正常値だから亜
鉛欠乏症でないと言われて治療してもらえない」と、遠方か
ら受診に来られる舌痛症の患者さんや「いくらお願いして
も、亜鉛の検査値は正常だから、プロマックを処方してもら
えない。何とかならないか」と、重篤な褥瘡患者さんを抱え

る家族の方からの問い合わせがあります。大変お気の毒で、全く困ったことです。間違った認識が、現在でも全国に蔓延し、全くなくなっていないのです。

この血清亜鉛値は、亜鉛欠乏症の存在に気がついてから今日まで、最も重要なことの一つでした。全国を巡っての180回を超える講演でも、学会発表や論文でも、私たちの亜鉛欠乏症のホームページでも、くどいほど「いわゆる基準値とは何か、亜鉛欠乏症の基準値とは何か」と述べてきました。医師の間で、基準値への正しい認識が乏しく、間違った「常識」が横行し、それが一般の患者さんたちに大いなる迷惑と苦痛をかけていたからです。

それに輪をかけることが起こったのは、本文中でも紹介した2016年のことでした。日本臨床栄養学会が『亜鉛欠乏症の診療指針2016』で、生物学的基準範囲とは明らかに異なっていて、なおかつ臨床判断値としても問題のある恣意的な数値をもとに診断指針を公表し、「病態の定かでない低亜鉛血症」の治療薬として、ノベルジンなる薬剤をクローズアップしたのです。これは、亜鉛欠乏症が今よりもはるかに大きな問題となる将来において、公衆衛生の現場で、現在以上の混乱を起こすに違いありません。

本書では、それぞれの項で、「生物であるヒトと亜鉛との関係」に詳細に触れてきましたが、医療の現場に浸透するには、まだまだ足りないのかもしれません。血清亜鉛値の基準

値・生物学的基準（値）範囲がISO15189の定義に基づくことに異論のないこととは思いますが、最後の章ですから、もう少し踏み込んで、「生体値である血清亜鉛値」は、同じ生体値である身長や体重と同様に、「基準範囲の中で、それぞれ個々人に適した固有の値を持つ」という私なりの仮説を強調したいと考えます。

　血清亜鉛値も身長や体重と同じ性質を持つ生体値だというこの仮説は、私どものKITAMIMAKI Studyの他、長野県下での4000名余の血清亜鉛濃度の3疫学調査に加えて、6000件を遥かに超える血清亜鉛濃度の測定を含む1100名余の亜鉛欠乏症疑い症例の追跡データを蓄積したMIMAKI Dataなど、総計10000件を超える血清亜鉛濃度測定と症例追跡を踏まえて導き出された仮説です。

　下表は、平成28年（2016）国民健康・栄養調査の第2部、第12表の日本人、男女の年齢階級、身長、体重の平均値、標準偏差の表から【生物学的基準（値）範囲 ＝ 平均値 ± 2標準偏差】の式に従い、算出した基準値です。

20歳男子身長：159.7-183.3	20歳女子身長：146.7-169.5
体重：42.6-92.6	体重：34.7-69.9
60歳男子身長：156.2-177.8	60歳女子身長：143.8-163.0
体重：48.6-84.6	体重：38.3-69.5

　この数値に、ご自身やご家族の身長、体重をあてはめてみれば、基準値内にほとんど入ることがお分かりでしょう。身

長や体重の生体値にはそれぞれおおよそ固有の値があり、それを基点として、それなりに変動しています。このように多くの生体値（臨床検査値）は、その群の生物学的基準範囲の中に個々に固有のおおよその値が存在し、「その固有の値が基準範囲で正規分布している」のが特徴です。ですから、至適体重90kgの方が理由もなく70kgに痩せたら、それは異常なことで、いくら70kgが（健常者の）基準値内であっても、原因が何かを追求しなければなりません。

　血清亜鉛値も同じくおよそ固有の健常値がある生体値で、65〜110μg/dlの**生物学的基準範囲**に95%が正規分布しています。そして血清亜鉛値の至適な固有値が110μg/dlの人が85μg/dlに低下してしまえば、85μg/dlがいくら生物学的基準範囲内であっても、立派な亜鉛欠乏症であり得ますし、そうなった方は、実際に亜鉛欠乏症の症状に苦しみ、その症状は亜鉛補充療法で快癒します。

　これは私たちにとって、当然すぎるほど当然のことですが、このことを全く理解できない医療者が多数いるのです。その間違った思考を引きずっているのが、日本臨床栄養学会が出している診断指針であり、（株）SRLの（新）基準値80〜130μg/dlなのです。

　血清亜鉛値には顕著な日内変動のほか、手術や急性感染症などのストレスによる一時的低下や年齢や性別による多少の差の存在、短期、長期の揺れなどの生理的変動があります。

その中で、慢性的亜鉛不足による亜鉛欠乏症が発症するまでの血清亜鉛値の動きと欠乏症状発症の関係を簡単にまとめると、以下のようになります。

亜鉛不足の状態が続くと、血清亜鉛値は個々の固有の値から徐々に低下していきます。しかし、すぐに欠乏症状が発症するわけではありません。MIMAKI Data によると、平均して約25μg/dlほど固有の血清亜鉛値から低下して初めて、欠乏症状が発症するようです。

一方、亜鉛補充療法を始めてからの血清亜鉛値の動きは本文中にもあるように、長期に補充療法を続けても、限りなく上昇することはありません。およそある値で平衡に達し、さらに補充療法を続けると、多くの症例で、そこから多少低下した値で安定する傾向があります。多分その値が、その人の固有の値なのかもしれません。

そして亜鉛補充療法の終了は、単に血清亜鉛値の絶対値によるのでなく、問題とした症状などが回復し、血清亜鉛値も平衡に達して安定し、体内に亜鉛が充足された時だと、私は考え、実行しています。これまでに診た患者さんたちの経過でも、その方法は間違っていないと確信しています。

ですから、亜鉛欠乏症の診断・治療は血清亜鉛値の絶対値ではなく、個々人のそれぞれに異なる固有の血清亜鉛値を基準として、血清亜鉛値の動きから診断・治療するものですから、日常健常時の血清亜鉛値がわかれば、ずいぶん参考になります。実際に私どもの診療所では、数年前の

KITAMIMAKI Study 時の平常時に測定された方の測定値との比較が、本当に初診時の参考になっています。

　多くの人に亜鉛欠乏症発症の可能性がある現在の日本では、出来れば健常な時に血清亜鉛値を測定することが望まれます。といっても、そんなに回数を重ねる必要はありません。とにかく個人でも、集団でも、少なくとも、まず1回は測定することをお勧めします。

　個人では日頃の診断や健康状態のチェックになりますし、集団では日本の亜鉛の不足状態の実態を検討・推測することができます。そして、血清亜鉛濃度の疫学調査が全国数か所で行なわれ、亜鉛欠乏が決して個人の問題ではなく、多くの国民が関係する健康・公衆衛生上の問題なのだと認識される日が来ることを祈っています。

血清亜鉛値の見える化の試みと基準値

　先に出した身長の20歳代男女の表をもう一度出してみます。

男性身長：159.7-183.3	女性身長：146.77-169.5
平均値：171.5	平均値：158.1
標準偏差：5.9	標準偏差：5.7

　この男性群を健常（非亜鉛欠乏症）群、女性群を亜鉛欠乏症の群と譬え、男女が一緒になった集団から、「個々の体型のシルエット」と「身長」を組み合わせて、女性、つまり亜

鉛欠乏者を選別する作業を行なうこととします。

　男性は身長171cmあたりに一番大勢いて、159.7～183.3cmの生物学的基準範囲に95％が入りますが、±3標準偏差の154cmや189cmにも少数います。一方、女性は身長158cmあたりに一番大勢いて、146.7～169.5cmが生物学的基準範囲ですが、当然、±3標準偏差の145cm以下の方も、170cm以上の方も、少数いることは「統計学的真理」です。

　この男女100人ずつが身長順に整列しているところをご想像ください。シルエットでもかなり男性女性の区別はつくでしょうが、身長を合わせるとより正確に、より確信をもって区別することが出来るはずです。

　男性の最低値が約160cmですから、160cm以下はほとんど女性となりますが、男性も2名ほどいます。また、164cmを超えるのが女性の15％（15名）程度、170cm以上には女性の2～3％程度で、男性では50％を超える確率です。

　この男性群を健常群、女性群を亜鉛欠乏症群だと考えてください。身長が160～183cmの人たちは、それが男性（非亜鉛欠乏）の基準値だから女性（亜鉛欠乏症）ではないという人はいないでしょうし、160cm以下は皆女性だ、などとも言わないでしょう。もちろん170cm以上では女性がほとんどいないらしいから、それを男性（非亜鉛欠乏）の基準値にしようという論文を出し、文献値として170cm以上を男性の基準値として社会に広めるようなこともあり得ないで

しょう。そのあり得ないこと、あってはいけないことが、今、堂々と起こっているのです。それが日本臨床栄養学会の亜鉛欠乏症の診療指針2016・2018での、誤りの（新）基準値なのです。

亜鉛欠乏症の診療指針2016、2018によれば、60μg/dl未満を亜鉛欠乏症、60〜80μg/dl未満を潜在性亜鉛欠乏として、亜鉛欠乏状態を血清亜鉛値から捉えたという「低亜鉛血症」と診断し、臨床症状があれば治療するようにとなっています。

この60μg/dl未満が、先の身長のたとえで言えば160cmに当たります。その身長の方は、女性ばかりではなく男性でも存在します。また80μg/dlは、身長では170cmにあたり、その身長の持ち主は男性だけではなく女性にもいます。その違いを無視して、「文献値」という名称で、基準値として日本臨床栄養学会は社会に広めようとしている、その浅薄な滑稽さに、どうして気がつかないのでしょうか。

年齢や性差で違いの大きい生体値は、それぞれ比較に適した群の生物学的基準（値）範囲が基準値とされることに異論はないはずです。現在、条件付きでない一般の臨床検査値は、いわゆる「健常成人」のものです。もちろん健常とは何か、成人とはどの年齢層を指すのかなどが問題になりますが、本来、健常も成人も、厳密な定義のある言葉ではありません。基準値もおよその比較の基準になる生体値だと考えれば、厳

密な定義に沿った生物学的基準（値）範囲の「実在」に近い基準値であるべきで、少なくとも根拠のない勝手に推測した判断値などであってはなりません。

　現在、日本人は人口の30％とも予測される亜鉛不足状態にあります。未発症の潜在的亜鉛欠乏症の患者さんが多数いること、まだ知られていない亜鉛欠乏症の症状・疾患の存在を考えれば、現在の一見、健常者と思える群を非亜鉛欠乏の健常者の群と認定するのは困難です。とすれば、亜鉛不足状態ではなかったと思われる時代の健常成人群の生物学的基準（値）範囲を基準値とするよりない、これが医学的にも常識にも沿った判断です。

　その際、バラツキのある種々の検査方法の違いや検査精度を、特に考慮する必要はないでしょう。つまり、（株）SRLの原子吸光法によるデータを基準とする以外にないのです。それが、1977年に制定された（株）SRLの基準値：65～110μg/dl です。今後の血清亜鉛値の測定は、これまでの原子吸光法との相関性のよいアキュラスオート Zn という試薬によるオートアナライザーの比色法での測定が基準となり、歴史的にもこれまでのデータとの比較検討が可能となります。

　細かな数値で異議が出る可能性はあるかもしれません。しかし、その数値の変更は臨床上の多くの亜鉛値の測定の積み重ねと、疫学的検討に耐えられる集団の測定データから慎重に発議すべきもので、少なくとも文献値などという訳のわか

らない恣意的な数値ではあってはいけないのです。

　この本で、私が示した亜鉛欠乏症群の基準値は、亜鉛欠乏症の症状疾患が不確定なときの257例からの統計数値で、資料の蓄積によって多少は変える必要が出てくるでしょう。ただ、生物学的基準（値）範囲の「実在」に近い値として納得できる値だと考えています。

亜鉛欠乏症と治療薬剤

　本来の亜鉛欠乏症と日本臨床栄養学会が主張する低亜鉛血症とが、一体どんな関係にあるのか、また、亜鉛欠乏症でない低亜鉛血症という疾病がこの世に存在するのかしないのかも、私には理解できません。なぜなら、低亜鉛血症という疾病を主張する日本臨床栄養学会が、現在一般的となっている臨床検査の基準値の生物学的基準（値）範囲を無視していますから、同一レベルでの議論にならないからです。

　亜鉛欠乏症の治療には、医薬として現在、ポラプレジンク（プロマック）と酢酸亜鉛（ノベルジン）の2薬剤があります。新しく後者が低亜鉛血症の適用薬として保険収載されたのは、亜鉛補充療法の適応薬剤が増え、選択肢が増える意味では大いに歓迎すべきでしょう。しかし、薬品会社が広告などで主張しているように、ノベルジンだけが保険収載薬ではありません。その誤りを正した上で、次の問題に移ります。

　亜鉛欠乏症の治療は補充療法です。前にもいった通り薬剤の薬理作用で治療するのではなく、薬剤に含まれる亜鉛元素

そのものの補充で、状態を改善する治療です。その意味では、薬剤として適切なら、酢酸亜鉛でも硫酸亜鉛でもいいわけです。

とすれば、吸収の問題と副作用が重要です。吸収については、両薬剤とも充分検討されたデータがあるとはいえません。ポラプレジンクは錯体として吸収され、酢酸亜鉛はトランスポータZIP4の腸管吸収の制御下に、亜鉛イオンとして吸収されると考えられますが、どちらも少量の場合は問題ないものの、大量の場合はどうかという問題があります。

ポラプレジンクは、これまでの臨床経験で、一般常用量の朝1錠夕1錠という亜鉛34mg/2回分服で反応が鈍いときに、2錠を1回で飲んでもらうと、多くの症例で反応が顕著となりました。濃度を増やせば、そのぶん吸収は良くなるのです。通常の経口投与での亜鉛補充療法で亜鉛過剰が発症しにくいのは事実ですが、この濃度差の吸収では問題となる可能性があります。これまでの投与経験から、1日34mg以下の投与では、取り立てて困った副作用は経験しておりませんが、酢酸亜鉛も大量投与時、高濃度による吸収が心配されます。具体的に言えば、私はポラプレジンクの経験から、ノベルジンの場合、投与量の基準量が多すぎるのではと危惧しています。さらなる慎重な投与と経験の蓄積が必要です。

副作用ですが、ポラプレジンクの1000症例にも及ぶ治療の経験から、副作用と考えられる胸やけや皮疹の発症は数える程度しかありません。他院の処方か自己の服薬か詳細不明

で、採血検査だけ目的に受診した、銅忌避目的の大量の亜鉛製剤による銅欠乏性貧血1例の経験以外、自験例で銅吸収阻害の貧血と考えられる症例はありませんでした。ただ、ノベルジン（酢酸亜鉛）を投与しなければならない適応の患者がいないので、使用経験はありませんが、インターネットやノベルジンを使用した講演などで、嘔気や嘔吐の予防に薬剤を投与したと聞いて、変な違和感を感じています。もしかすると、個々人が固有の適切な血清亜鉛濃度を遥かに超えた「押し込み効果」からの副作用ではないかと危惧するためです。

亜鉛欠乏症治療の目的は、その人固有の血清亜鉛値に「なる医療」で、勝手に決めた絶対値に「する」治療ではありません。もしかすると、新しく設けた「低亜鉛血症」なる疾病治療の目的は、第三者の決めた血清亜鉛値に「する医療」ではないのでしょうか。

薬価の高価さも問題です。特殊な低亜鉛血症なる疾患に特別の薬理作用があるのなら別ですが、亜鉛補充療法である限り、10倍にも及ぶ薬価の差は、医学的にも「保険診療」としても問題です。特に、多数で多彩な亜鉛欠乏症の診断には、それなりに長期の試行診断の時期が必要な症例も多いことを考えれば、安価な先行薬があるにもかかわらず、せいぜい同等の効果しかない2番手の薬が高価だというのも異様というしかありません。

　何度も繰り返してくどいようですが、亜鉛欠乏症の診断・

診療は、臨床症状だけでも血清亜鉛値だけでも確定できず、臨床症状の変化と血清亜鉛値の生物学的変動の経過で診断し治療しなくてはなりません。しかし、正直、群盲象を撫すの状態ですから、現時点までに私どもが実証して知り得た亜鉛欠乏症の臨床と疫学を中心にまとめておくのが良いと判断し、本書を刊行すべく書き始めた次第です。

　やっとそんな知見が広まり出した亜鉛欠乏症の臨床で、その基本となる血清亜鉛値やその基準値につき、全く実態に基づかない、恣意的な問題の多い論文が出たり、その論文に基づいて、多くの臨床検査所で、検査所自身の医学的判断・科学的責任逃れとも考えられる文献値と称しての基準値の変更が医療の現場で強行されたのは、一体、どういうことなのでしょうか。

　一学会の学問の問題を超えて、現在及び将来の亜鉛欠乏症の臨床・保健医療の現場に実害を及ぼすだけでなく、亜鉛生物学の真の発展にも影響する困った事態に陥っています。

　診断基準などを発表した日本臨床栄養学会は、いかなる根拠で「文献値」を出したのか、いかなる診療体験から「低亜鉛血症」という疾病概念をつくったのかなど、本書に記した全ての批判について、真摯な回答を期待するところです。

4. 多剤服用のこと

　多剤服用は、大きな問題となっている日常一般の医療上の

問題ですが、亜鉛欠乏症の治療においても、困った問題の一つとなっています。

　亜鉛欠乏症発症の原因の一つであること、血清亜鉛値の異常低値例、異常高値例の原因でもありうること、理論的亜鉛補充療法での予測しがたい治癒経過のことがありうると言うことで、亜鉛とキレート反応がある薬剤の多いことが予測されます。

　薬剤の臨床的相互作用を科学的に明らかにするのは難しいことですが、幸い血清亜鉛値の測定は容易ですから、多剤服用問題で、亜鉛は坑道のカナリヤの役を果たす可能性があるのではないでしょうか。そして今、薬学関係者に臨床上喫緊の問題として、亜鉛とキレート反応などを生ずる可能性のある薬剤の総チェックをお願いしたいと思っています。今後、さらに研究、調査が進み、多くの知見が示されることを期待します。別掲 p.199 のカラー写真はポリファーマシーの患者さんが亜鉛欠乏になった時の皮膚の様子です。全てこうなるというわけではありませんが、かなり難治の皮疹などができ、苦しまれることになります。

　スッキリしたまとめをと始めたのですが、どうも私の性格からか、いろいろ細かなところに入り込み、かえって煩雑になってしまったようで、申し訳ありません。

　思い出すのは、1960年春、医学部専門課程二年の時のことです。国民病と言われた結核が、ストレプトマイシンの発

見などもあって、学生間では斜陽と見なされていた時で、学生のサークルでも癌の会やソヴィエト医学研究会などが流行していました。しかし私はへそ曲がりであったのか、結核研究会に入会し、結核の集団検診や疾病を貧困、偏見などの社会問題と捉えて活動していました、

その中で、多くの医師が胸部 X 線写真の読影をきちんとできないことを知り、一年間連続の読影勉強会を開催する計画を立てました。その初回の講師に、当時、結核研究所所長で WHO 委員でもあられた隈部英雄先生にお願いしました。学生にとっては雲の上の人で、前日、恐る恐る確認の電話をし、「ところで、シャオカステン（レントゲン写真などを見る際、背後から白色光を当てる真っ白なディスプレイ機器）何枚用意しましょうか」とお尋ねした時、「馬鹿者！」とガチャンと電話を切られるという、大変なお叱りを受けたのです。

翌日、先生はその理由を話してくれました。「X 線写真は影絵だよ、影絵では、障子の向こうに汽車のおもちゃを置けば汽車、犬のおもちゃを置けば犬と、五歳の子でも言う。なぜだ？　それは、その子がそのおもちゃの実態を知っているからだ。しかし、今の医学教育は、影を見せて、あれは汽車、あれは犬と教えている。影だけ見てどうする。本当に胸部 X 線写真の読影を学びたいなら、まず胸の臓器の実態を知る勉強をしたまえ。実態を知れば、影は自ずから判る」結果、計画は全部ご破算となり、夏休み中、研究所に泊まり込みで肺

のトレースをすることになりました。

　その時、隈部先生はこうもおっしゃいました。

　「医学は自然科学で、真実と実態を追求する学問だ。実態を知らずに論文から論文を書くような、図書館学者になってはいけない。医学や医療の勉強には教科書や文献をよく読むのが大切だが、その際、教科書は書かれたときから、既に間違っていると思って読むこと。丸暗記しても仕方がない。何より自分自身の目玉を信じなさい。どんなに権威のある学説でも、どんなに権威がある人にでも、自分自身の目で見て、しっかり検討して間違いないと思ったことは、きちんと主張すること、それが自然科学の研究です。今の学会には、小利口な者が多すぎる。だが、本当に必要なのは、自分の目で見て自分の頭で考え自分の言葉で臆せず発言する大馬鹿野郎なんだよ」

　科学的成果・技術の単なる近視眼的活用を戒める教えでした。まだ戦争の影響が色濃く残り、大学も学会も医療界も制度も実態も問題だらけで、大学闘争が医学部から勃発した前夜でありました。その後の1960年代後半の大学紛争の波を受けて、大学、学会の権威主義、研究至上主義も多少は変わったと思います。それにしても、隈部先生の言葉は、その後の私の大きな指針となりました。

　また、最後の帝大教授の風格を持たれた解剖学の小川鼎三先生が残された名著「医学の歴史」をよく読めば、時代時代に正しいと考えられた医学の学説、時代時代に広く行われて

いた医療の七割方は間違っていたと言える、そう小川先生は書かれています。

　そのような歴史的視点に立てば、戦後からこれまでに得られた科学的に確かな医学知識は「こうすれば死ぬ」と言う知識だけで、「今、我々は生きている。特別のことがなければきっと明日も生きている」という生物学的恒常性（ホメオスターシス）、つまり「何故、生き続けているのか」は、医学的にも科学的にも全く分かっていないことがわかります。

　医療人として、「ホメオスターシスに支えられて、現在の医療が存在する」ことを忘れてはいけないのです。しかし、現代の医療はこのことをコロッと忘れ、「こうすれば死ぬ」と言う科学的に判っていることを、次々と除いて行く医療こそ科学的医療とされ、科学的に全く判っていないけれども生きていることに重要な役割を果たしているホメオスターシスの機能をぎりぎりまで圧迫しても、人の手で生かしたかのごとく、傲慢に考えているところに、医療幻想のおおもとがあるように思われてなりません。

　困った現在の風潮の多剤服用（多剤処方）問題でも、その多くがホメオスターシスを圧迫しているとは知らずに、処方を積み重ねている可能性があります。亜鉛欠乏症や特に「低亜鉛血症」の治療で、あのノベルジンなる新薬が多剤処方の一薬剤に決してならぬように厳重に注意しなくてはならないのです。

　私が申し上げたいのは以上です。

【インタビュアーから】

　これで倉澤医師の本文が終わりました。最後に僭越かもしれません が、インタビュアーとして申し上げたいことを列挙させてください。少し長くなること、倉澤医師の文章と重なる点があることを、最初にお詫びします。

1. 血清亜鉛値の検査を全国民に

　何よりもまず申し上げたいのは、「一日も早く、できるなら全国民の血清亜鉛値の測定をしてほしい」ということです。倉澤医師たちが診療所で発見、診察、治癒してきた患者さんの多くは高齢者で、悩んでいる様々な症状については、これまでお話しされてきた通りです。しかし、食事などに亜鉛不足を招いた原因の一端があったのなら、もっと若い層や学童期などの子どもたちが心配になります。実際に味覚障害が大学生などに広がっているのですから。

　2002年の秋、初めて亜鉛欠乏症の患者さんを診察、治癒させた経験をもとに、倉澤医師たちは翌年の秋、旧北御牧村村民1431名の血清亜鉛濃度調査を始め、長野県下で4000名を超える疫学調査を行ないました。そのデータから推すと、日本人のおよそ3割の方に亜鉛欠乏の可能性があると思われます。大きな数字ですが、それ以後、同規模の調査がどこにも行なわれていないのは、まことに遺憾です。まずは現実を調べ問題があるかないかを追求するのが、解決のための第一歩ではないでしょうか。

2. 新基準値と診断基準の再考を

　日本臨床栄養学会が出した「新基準値」を反故にして、再度の仕切り直しが妥当ではないでしょうか。もちろんその新基準値を根底にした亜鉛欠乏症の診断基準（手順）も、同様に反故にしなくてはなりません。

　失礼を承知で申し上げれば、あの「新基準値」は、机上で数字

をいじっただけの、いたずらに「亜鉛欠乏者」を増やすために作られたもののように思われます。そうではないとおっしゃるのなら、学問的な根拠をお示しいただきたいし、すぐに次の基準値が出せないのなら、倉澤医師が主張しているように、以前の65～110μg/dlという旧基準値に戻し、亜鉛欠乏かどうかの最初の判断は、旧基準値で行なうのが妥当です。

さらに、血清亜鉛の数値だけで亜鉛欠乏かどうかを診断するのも無理があります。本文中で指摘があったように、株式会社SRLの旧基準値（65～110μg/dl）は、健康成人162名の正規分布曲線87.5μg/dl ± 11.2から得られたものです。また、倉澤医師たちが亜鉛欠乏症と診断し、治癒させた257例の初診時血清亜鉛値62.3μg/dl ± 13.1から同様に亜鉛欠乏症の「基準値」を出すと39～89μg/dlとなります。この二つ、健常者と亜鉛欠乏者の「基準値」が大幅に重なっていることから見ても、血清亜鉛値の絶対値では、欠乏も非欠乏も診断し得ないことが明らかです。

ですから、診断のプロトコルも、倉澤医師たちのように

まず、問診で亜鉛欠乏症の症状があるかないかをチェックする。
次に、血清亜鉛値などを測り、亜鉛欠乏の可能性があると思われた患者には、プロマックによる「亜鉛補充療法」を行なう。
そして、問題となった症状や、血清亜鉛値などの数値がどう変化するのかを見て、総合的に診断する、

としなくてはなりません。

亜鉛欠乏症の重要性は、今後、さらに増すことでしょう。その最初の段階でつまずいていては、私たち国民の健康など守れるはずがないし、国民からの信頼も得られません。

なぜなら、あの「新基準値」や数値偏重の「診療指針」は、何より病人でないものを病人とし、病人を健康と評価する誤った診断基準であり、結果、不要な薬剤の投与を招いて国民の税金などで賄われる医療費を増大させるだけでなく、治療が必要な人を意識的に見逃すことで、その人の人生を傷つけてしまうからです。

3. 褥瘡のこと

　褥瘡はさまざまな要因が重なり合って発症し、治癒・遅延となっている疾病です。局所組織の圧迫も主要因のひとつで、なぜなら臥床しなければ褥瘡は起こらないからです。しかし、臥床した人全てに、褥瘡が起こっているわけでもありません。そこで注目されたのは、タンパク質や創傷治癒に関係があるアルブミン、ヘモグロビンなど栄養の不足でした。亜鉛はこの「栄養」リストの端っこに記載されていますが、そのウエイトは、もう少し重いのではないでしょうか。

　いくつかの施設で褥瘡治療の現場を見学させていただきました。全身の低栄養を改善しながら、頻回の体位変換などの除圧、様々な軟膏療法という局所療法の併用という治療現場は、看護師も介護士も本当に大変です。そんな褥瘡のある部分が、亜鉛補充療法をすれば一般レベルの創傷治療と食事で治る、と言うのが、倉澤医師たちの発見の要諦なのです。そして、今、倉澤医師たちの地域の施設で、褥瘡に苦しんでいる患者さんは一人もいないのです。

4. 胃瘻について

　胃瘻が、口から食べられなくなった人や、食事の時に誤嚥して肺炎を起こすリスクの高い人に必要だと言うことはわかります。しかし、現実には、なんだか理由はわからないが食べなくなってしまった患者さんにも、PEGによる胃瘻を安易に造設してしまうケースもあるのではないでしょうか。倉澤医師たちの「ケア

ポートみまき」での限られた経験では、他所で胃瘻を造設された意識のある患者さんは、ほぼ例外なく、その後の亜鉛補充療法と適切なケアで、胃瘻が抜去されています。

　食欲を無くし食べなくなった患者さんが鼻腔栄養、胃瘻栄養となり、ついには中心静脈高カロリー輸液となって合併症で亡くなった患者さんもいたと報告されています。多くの検査の中で亜鉛だけが調べられていなかったこともあったそうですし、亜鉛が含有されていない輸液もあります。そんな不適切な輸液で食欲不振となり、経管栄養から胃瘻になっている不幸な患者さんも、全国でかなりいるのではないかと推察されます。

　その意味でも、原因不明の食欲不振は亜鉛欠乏の可能性が高いこと、そして多くの医療者に亜鉛不足がもたらす症状と、それを治す亜鉛補充療法の存在を認識していただきたいと切に願います。倉澤医師たちの診療所で胃瘻が抜去できた時の家族やケア関係者の喜びようを聞くと、胃瘻のケアの大変さをこれ以上雄弁に語っているものはないと思うのです。

5. 亜鉛と皮膚疾患

　「診断」した病名に「様」をつけなくてはならないのは、医師としての非力を公表するようで悲しいと、倉澤医師はおっしゃいます。しかし、倉澤医師とすれば、生検などしてもいないのに確定診断めいた病名を付すことはできなかったのでしょう。再診の可能な方もいらっしゃるそうなので、お心のある皮膚科専門医の方は、ぜひ倉澤医師たちの診療所までお運びいただき、カルテなども参考に、確定診断への道筋をつけていただければ幸いです。

　この本で倉澤医師が挙げた皮膚科関連の症例のほとんどは、患者さんの病悩期間は数年に及び、ステロイドを中心とする局所療法でどの病院の皮膚科でも治癒やコントロールできなかった症例や、教科書的には難治・難病とされてきた症例で、どれもみな

しっかりとした NARRATIVE EVIDENCE を備えている症例です。それが亜鉛補充療法で治癒・軽快しているという経験的事実を書かせていただきました。倉澤医師たちは全ての症例をオープンにしていますので、日本皮膚科学会の専門家から見た「追試」をお願いしたいと思います。

6. 亜鉛と舌痛症

　舌痛症を訴える患者さんは今、歯科や口腔外科、あるいは心療内科で診察を受けています。新聞紙上の医療相談欄などを見ても、舌痛を専門にしている教授たちが「亜鉛や鉄、ビタミンの欠乏のこともありますが、基本的には原因不明で難治のことが多く、大部分は気持ちの問題ではないか」などと、匙を投げているかたちです。

　この本にあるように、倉澤医師も最初は、どう対処すればわからなかったようです。しかし現在、肉眼的な異常所見を認めない舌痛症には、一度、亜鉛補充療法を試してくださいと、自信を持って申し上げられるとおっしゃっています。ただ、その場合、すぐには効果が出ないことも多いので、気長に続けることが何より重要です。薬剤も安いから患者さんの負担にもならないでしょう。そうして半年、一年くらい経つと、そういえばこの頃舌が痛くないわね、と患者さんが話すようになる、それが治癒し始めた証拠だそうです。

　舌痛症の治療に対しては、北海道大学や東京医科歯科大学などで関心を持たれているようですが、亜鉛についてはまだ「不足する栄養素の一つ」くらいの認識で、腰を据えて検討する段階には至っていないようです。しかし、舌痛症のみならず、舌炎や口腔内違和感など、どれも原因不明で確たる治療法がなかった時から、臨床の歯科や口腔外科関係者には関心を持たれる方が増え、セミナーなどに、倉澤医師にお呼びがかかることも増えてきたの

は患者さんにとっても朗報だと思います。

7. ポリファーマシーは亜鉛欠乏に次ぐ国民病

　歳をとると、若いときとは違った体の状況になります。幾つもの病気を抱えることが珍しくありませんし、そんな病気の症状がもの忘れや置き忘れ、腕や手足のしびれや痛みなど、典型的なものでなくなってしまうことも、よくあります。しかも老化の程度は人さまざまですから、薬の効き方もその人によって違います。そんな方が複数の診療科でそれぞれの薬を処方されると、簡単にポリファーマシー（臨床的に必要以上、あるいは不必要な薬が処方されている状態）となり、薬物有害作用が出る可能性が増える状態になってしまいます。

　有害作用を簡単にいうと、一つは薬が「効きやすくなる」こと、二つ目は「副作用が重症化しやすいこと」です。老化の程度はさまざまですから、一つだけのものさしではどうしようもありません。血圧だって若い人と同じように最高血圧を 140 以下にしなくてはいけない人もいれば、150、時には 160 くらいでいいという人もいます。目の前の患者さんの状態に合わせた「匙加減」が必要です。

　基本的には薬の種類と量は少なめが良く、5 種類がめどで、6 種類になると、とたんに副作用が 15% くらい跳ね上がる、と言われています。そして多剤併用の一番の問題は、薬同士が影響し合う相互作用の危険です。2 種類同士の相互作用はおおよそ調べていますが、3 種類以上になると、調べた人間は一人もいません。それが私たちの体の中で起きているのです。

　子どもは小児科に行きます。女性の方は婦人科に、妊婦の方は産科へ行きます。高齢者は高齢者特有の病気や症状の出方などを研究している「老人科」とか「老年病科」に行くべきでしょう。東京大学病院には「老年病科」があり、東京都健康長寿医療セン

ターには「ポリファーマシー外来」があります。そうした標榜科がどの病院、クリニック、施設に必要な時代になったのかもしれません。

8. 常識の陥穽にはまりこむ危険

　倉澤医師たちが亜鉛欠乏患者に気づき、警鐘を鳴らされたにもかかわらず、当初はほとんどの医師は関心を示さず、学会もなんの反応も示しませんでした。

　それは倉澤医師のいう「常識の陥穽」にどっぷり浸かっていたからです。亜鉛欠乏症はレアケースだという常識、亜鉛欠乏など起こり得ないという常識、たった一つの元素の欠乏だけで、多彩な症状を起こすはずがないという常識……どれも根拠などありません。しかし、常識に浸かっている人たちの耳に亜鉛欠乏という言葉はなかなか届かず、しかも、当初は亜鉛欠乏症を治す保険収載薬もありませんでした。

　今はプロマックがあり、血清亜鉛の測定でも、これまでの複雑な原子吸光法に代わって、オートアナライザーで検査できる方法が確立し、その日のうちに結果がわかる試薬も開発されました。これまで以上に円滑に亜鉛欠乏症の治療が進むことは間違いありません。その意味でも、現在の「新基準値」や、誤った「診断基準」の一日も早い撤廃、改正が望まれます。亜鉛欠乏症の分野は、これから医療費が増えること間違いのない分野です。その意味でも、プロマックよりも10倍も高い新薬などを、ムリに使う必要はありません。それも関係者なら、みなさん、お気付きのはずです。

　亜鉛欠乏症への関心が高まり、多くの聴衆が詰めかけるようになっています。特に褥瘡や食欲不振症が治癒し、胃瘻が抜去できることの衝撃は大きく、医師会主催でも、聴講範囲を医師に限らなくすると、看護師や薬剤師、栄養士、検査技師などの医療や介

護の関係者が集まり、立ち見も出るほどになったこともしばしばあるとお聞きします。倉澤医師たちの亜鉛欠乏症についてのホームページへのアクセスも３万件近くとなり、一般の方々の関心も高まっているのを感じます。

　冒頭で紹介した脚気での森鷗外の轍を踏まないでいただきたい。どうか「常識」を外していただきたい。先入観も捨てていただきたい。そして冷静な目で、倉澤医師の示した症例が事実かどうか、倉澤医師の示した診療方法、手順が医学的に正しいかどうか、倉澤医師が治癒と診断した患者さんたちが本当に治癒しているのかどうか、を検討していただきたい。

　インタビュアーとして、医療関係にずっと携わってきたジャーナリストとして、心からそう願います。

あとがき

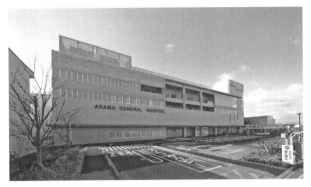

佐久市立浅間総合病院
私が赴任した時から比べると、本当に立派になったものです。

　半世紀前の1970年、私は外科医長として佐久市立国保浅間総合病院に赴任しました。

　浅間総合病院は、1959年に地域住民の熱い思いと忍耐強い要請の元、佐久の地に開設された典型的な大学の関連病院でした。

　関連病院は、大部分の医師が大学やその医学部の医局から派遣されて成り立っている病院です。しかし、諸般の事情で、一般病床20床、職員30余名の医療法上最も小さい病院として、砂埃舞う田圃の中にポツンと開院しましたが、初代吉沢國雄院長は「疾病の治療と予防衛生活動」のいわゆる地域医療活動の実践を唱え、田舎の地にあっても大学並みの

治療医療をとの大きな理想を掲げた一味違った病院でした。

　開院当時の長野県には高血圧の患者さんが多く、脳卒中や心臓病などの循環器障害で命を落とす患者さんは数知れず、中でもわが佐久地方は脳卒中死全国一を続けていました。小さな浅間病院でしたが、全国一の脳卒中死に対して、長野県下の国保立（国民健康保険立）の病院や診療所と手を携えて、国保直診医師会や保健補導員会などの組織を作り、長野県国保連合会などとも協力して、一部屋温室運動や減塩などの生活改善活動、検診活動や啓蒙活動等々の長野県国保の地域医療の中心の役割を担って来ました。

　また、1960年代は病院そのものがない時代でしたので、押しかけた患者さんが溢れ、必要に迫られて増床を繰り返した結果、開院10年には一般病床は100床となり、木造モルタル作りの迷路のような、しかし意気盛んな病院に、私は赴任したわけです。

　この1970年という年は、大学や学会改革を目指した大学紛争華やかなりし時で、それまで教授の一言で続いてきた大学医局からの医師派遣が全く滞り、医師不在に陥って、病院は今にも消滅してもおかしくない状態でした。

　ですから外科医長としての私の仕事は、大学や大学医局に頼ることなく、地域に腰を据える医師を集め、その医師を教育し教育されて、チーム医療としての新しい病院作りをすることでした。これが本当の意味での医師としてのスタートでした。

　懸命な活動が実って医師が少しずつ増えて行き、ついには
それまでの１大学ではなく、多くの大学の医局や病院同士とも連携を取り、独自に医師を集められるような自立した病院になりました。そして、当初の医師 10 名から 40 数名の医師を擁する病院まで育てることができたのは、病院の医師、看護師たちが地域に根ざした地道な活動を、誇りを持って継続していった結果に他なりません。

　私が専門とする外科は、手術という治療法により、多くの患者さんにどうしても術前術後のある期間、治療のため食事の摂取をできなくさせてしまう科でした。そして私は、戦中戦後の食糧難の経験や、自然豊かな田舎生活から知り得た生物や自然界の成り立ちなどから、もともと食と健康・医療の関係について、関心が強い医学生でした。医学専門課程３回生の時、日野原重明先生の「水と電解質の臨床」を読んだ時の衝撃は、今も忘れることができません。本が真っ赤になるほど、何回も熟読したものです。

　この知識が、浅間総合病院で生きました。食事がとれない状態の患者さんの術前・術後管理です。最初は水と電解質中心の輸液を使って、新生児の横隔膜ヘルニアの手術などを可能にしました。次は、水と電解質に加え、充分のグルコースに、点滴でインスリン量を調節することで、極端に代謝状態が悪い重篤な糖尿病患者さんの術前・術後の管理法を完成し、糖尿病の大手術を可能にしました。

経口摂取できなくなった進行した食道がん患者さんのケアとして、その方の低タンパク、低栄養、脱水という症状の術前・術後の管理のため、経静脈高カロリー栄養輸液の研究をし、1972年には、卵白を分解した組成のアミノ酸製剤に、様々な電解質やブドウ糖液を組み合わせた「高カロリー栄養輸液法」を独自に開発しました。

　そして、口からの食物の摂取はもちろん、一滴の水さえ飲めない患者さんの術前・術後管理をして、栄養不良状態のがん患者さんの大手術をも可能にし、90歳を超える当時としては超高齢者の胃切除術なども安全に行なうなど、高齢者の外科の道を拓きました。

　この技術は後に、「完全栄養静注法」として、保険診療の適応となり、その後多くの医療の現場で汎用され、適応が拡大されていきました。ただ、私としては、輸液はあくまでも食事の代用品で、不完全なものだから長期間の使用は慎むべきだと、発言警告していたのですが、それはとにかく、これらの技術を駆使した結果、私のいた浅間総合病院外科では、他所ではできない高齢者の外科治療を次々に実施・成功させることとなったのです。

　この輸液などの発達は、現代の医学・医療が1950年代の後半から90年代にかけて、急激に進歩発展を遂げた、そのごく一部にすぎません。医療は、基礎科学や工学、薬学等々の周辺科学や技術の進歩に支えられ、制度面の変革もあっ

て、医療技術爆発ともいえる急激な進歩・発展があり、私は医療に携わるものとして、この爆発の過程を身をもって体験しました。

　しかし、この急激な進歩・発展には、深い蔭の部分がありました。医療や医学はこの間、「死は敗北である」と声高に叫び続け、一般人も、医療人も「あらゆる病気は治るもの、治せるもの、治さなければならないもの」という医療幻想の時代に陥ってしまったからです。

　医療技術爆発の過程で、「ヒトは如何にすれば死ぬか」についての多くの医学的知識が集積されました。そして、個々ばらばらで不完全ですが、「死を避ける」知識・技術が、抗生物質はじめ諸薬剤、食事の代替である輸液法や各種の栄養補給法、人工呼吸器や人工腎臓・透析療法等などの生理機能の代替の人工臓器、さらには臓器移植や免疫に関する技術なども手伝って、今や一分一秒心臓を長く動かすことも不可能でなくなりました。その事実が、私たち医療人に、人間の手で死さえも延ばせ、生命をさえもなんとか出来るかのごとき傲慢な考えを芽生えさせ、その結果、生きているのか、死んでいるのか、定かでない脳死者や大勢の植物人間など、医哲学に関する諸問題が噴出してきたのです。

　そんな医療幻想から醒めて、よくよく考えてみれば、医療の基本の使命は１分１秒心臓を動かすことではなく、患者さんが「いかに生きるか」のためのケアであり、「死は敗北で

はない」ことがよくわかってきます。実際、私ども佐久市立国保浅間総合病院が属する長野県国保の当時のモットーは、「生老病死を支え、支えられ、よりよく生きる地域づくり」でした。そして私も、キュアの医療も必要ですが、それよりも保健医療福祉のケアに軸足を置く地域づくりこそ、自分が目指す医療の本道だと、長野県国保連合会の協力の元、浅間病院を足場に、国保・市町村立診療所と病院の直診医師会を中心として、地域でモデル的な医療を実践し、その結果を持って国へ改革を迫ろうという活動を地道に続けてきました。

　しかし替わった市のトップによる医療評価さえ市場原理に委ねようという風潮に大いに幻滅した私は、定年を5年残した1998年に退職し、その後、請われるまま、2000年6月、旧北御牧村の診療所長として着任しました。

　そして驚きました。この村では「ケアポートみまき」という開設当時から全室個室の特別養護老人ホームを中心に、保健、医療、福祉の総合的システムが住民により整えられていて、「転倒教室」という中央のアカデミズムに直結した野心的な試みが試みられているほか、全村民を対象にした「ヘルス・スクリーニング」が毎年行われていて、なんだ、私が目指していた長野県国保の実現形があるじゃないか、首長の信念一つで物事はこうも変わるものかと感じるとともに、医師人生の最後を全うするに足る場所だと思ったのです。

　しかし、それだけではありませんでした。

　本文に記したように、2002 年、治療中の患者さんに「亜鉛欠乏症」の存在に気づき、冨田寛先生が亜鉛欠乏による味覚障害のいい保険適用薬がないと嘆かれていた、その薬を胃潰瘍薬の中に見出し、亜鉛欠乏症治療の道筋を作り、その効果を実証できたことは、医師として本当に心踊る、信じられない出来事でした。

　さらに村はじめ各所からの資金援助と全面的支援を得て、4000 名以上の疫学調査と、千例を超す臨床症例を、現在、この診療所に集積しています。これだけの症例を抱え、管理している医療機関は、日本はもちろん、世界にもありません。同時に、私はこれほど多彩で多くの亜鉛欠乏患者の存在を、実感として知る数少ない医師の一人であり、この東御市立みまき温泉療養所のある御牧の地は、亜鉛欠乏症臨床研究のメッカだと自負しているのです。

　すばらしいことは、まだあります。この「ケアポートみまき」は、「できれば住み慣れた地、住み慣れた家で、最後までよりよく暮らし続けたい」という願いが叶えられる地域になろうと、全スタッフ一丸となって挑戦し続けています。市立診療所とも協働して訪問看護やヘルパー機能を高め、ケアの技術を向上させて、在宅での看取りをさらに進めてきましたし、今後も進むでしょう。実際、ショートステイでは、入院医療より、ケアや看護が主な脊椎圧迫骨折や尿路感染の一時的な発熱者、終末期で家族が看取りきれない臨終の時期などに積極的に対応するようになっています。他所では不可能

279

とされている重い褥瘡の治癒はもちろん、意識ある人の胃瘻の抜去も、亜鉛補充療法と合わせて、こうした看護師、介護士たちのケア技術があってこその賜物なのです。

「意識のある胃瘻」の方（亜鉛欠乏症で）は、入所早々、看護師から「この胃瘻はすぐ抜けますから」と微笑みとともに宣言され、胃瘻抜去が実現しているはずです。医療というキュアはもちろん重要ですが、総ての人にケアが重要であることを、私たちは実感として知っているのです。

つまり、この御牧の地にある「ケアポートみまき」は、今、国が全国に広めようとしている地域包括医療の先進地でもあるのです。

医療には自ずから限界があります。

21世紀の今でも、治せない疾病はたくさんありますし、どうにも改善できない状況というのも、治療の過程で、いくらでもぶつかります。

「全て治す、全て治してもらえる」というのは、人間の傲慢であり、幻想というしかありません。もちろんケアにも限界はありますが、その幅は、キュアよりもはるかに広大です。何度も言いますが、この世の中には、医師たちや、一般の人たちが想像するよりもはるかに多数の「亜鉛欠乏症患者さん」がいて、日々、その症状に苦しんでいたり、我慢したりしているのです。

国民の皆様には、ぜひ、この事実を知っていただきたい。そして医師や学会には、凝り固まった「常識」を一度捨てて、

その事実を虚心坦懐に認めて欲しいものと考えます。

　症状に苦しんでいる患者さんを救うのが医師の役割であり、その数は膨大なのです。

　亜鉛欠乏症患者さんが多数いること。

　亜鉛欠乏症の症状はたくさんあること。

　亜鉛欠乏症を診断する診療方針はもうできていること。

　亜鉛欠乏症を治癒する薬と、治療方法はもうできていること。

　これらは全て事実です。

　としたら、医療者である「あなた」は一体、何を躊躇しているのでしょうか。

　　　　　　　　　　　　　　　　　　　2021 年 3 月吉日

　　　　　　　　　　　　　　　　　　　　倉澤隆平

最後に

　この亜鉛欠乏症の研究には、本当に多くの方々や組織の支えがあって今日に至りました。もちろん、多くの障碍もありましたし、現在もありますが……。

　亜鉛欠乏症に気づかせてくれた食欲不振や褥瘡や舌痛症などの難治な症状・疾患で私を悩ませていた患者さんたち、亜鉛含有胃潰瘍薬のPRに来院して、微量元素亜鉛の重要性に気づかせてくれたMR氏、MIMAKI DATAをエクセルで整理する端緒を作った医師、KITAMIMAKI STUDYはじめ長野県下での3疫学調査の端緒の予算を組み実行した旧北御牧村や長野県国保連合会、その結果を見て、さらに研究費を提供して下さった幾つかの組織、全国にその知見を広げる機会を企画し実行した多くの組織に多くの人々などなど、幾つもの偶然も重なって、この研究はスタートし、爆発的に知見が集積され、社会にその結果・知見を広げつつ今日に至りました。

　この間に、特に診療所の患者さん、多くの地域住民・市民の方々、行政はじめ、診療所、みまき福祉会や身体教育医学研究所の職員の方々など、それぞれの時に、それぞれの場で、本当に多くの人々や多くの組織に支えられて、今日があることを、つくづく有り難いことと思っております。

　おひとりお一人の顔が浮かび、書き始めたら切りがなくなってしまい、遂にこんな表現で、感謝を表すことと致しま

した。本当に有難うございました。

　単行本の刊行を勧めて下さった元東京大学副学長武藤芳照氏、医学医療の専門的な膨大な資料をよく読み込み、専門家にも、一般の人にも通じる文章を編み出し、この様な単行本にまとめてくださった、暮しの手帖・元編集長尾形道夫氏に心から感謝致します。

倉澤隆平医師の論文その他

- 「長野県北御牧村村民の血液亜鉛濃度の実態」倉澤隆平、久堀周治郎、上岡洋晴、岡田真平、松村興広（Biomedeical research of trace elements　VOL.16 2005）
- 「高齢者と亜鉛」倉澤隆平（治療別冊 vol.87 南山堂）
- 「亜鉛欠乏について」倉澤隆平（長野県国民健康保険団体連合会）
- 「田園都市住民の血清亜鉛値の実態と血清亜鉛値改善に向けての教育活動の影響について」（久堀周治郎、倉澤隆平、岡田真平、上岡洋晴、小切間美保、高野薫子、山浦恵美子 2007年 身体教育医学研究）
- 「亜鉛欠乏症について」倉澤隆平（東京内科医会会誌第24巻第一号 2008年）
- 「血清亜鉛の臨床的意義」倉澤隆平、久堀周治郎（「生物試料分析」第31巻第2号 2008）
- 「臨床の現場での微量元素摂取状況と摂取基準のギャップ」倉澤隆平、久堀周治郎（日本微量元素学会 2008）
- 「亜鉛基礎研究の最前線と亜鉛欠乏症の臨床」倉澤隆平、久堀周治郎、奥泉宏康（日本微量元素学会 VOL21、NO.1、2010）
- 「血清亜鉛値80μg/dlの意味するもの」倉澤隆平、久堀周治郎、奥泉宏康、岡田真平（日本微量元素学会 VOL.22、NO.1、2011）
- 「亜鉛欠乏症の症状、検査値との関連」回答、倉澤隆平（臨床検査 VOL.4、NO.1、2012）
- 「高齢者における血清亜鉛測定の有用性について教えてください」回答 倉澤隆平（臨床検査 第56巻、第11号、2012）
- 「亜鉛欠乏症の臨床と疫学」倉澤隆平（亜鉛栄養治療4巻1号、2013）
- 「日常診療で診る亜鉛欠乏症―症状から診る多彩な亜鉛欠乏症の診断と治療」倉澤隆平（日本医事新報 No.4856、2017.5.20）
- 「肥料・ミネラルと人の健康―亜鉛欠乏症の臨床と疫学」倉澤隆平（日本土壌肥料学雑誌 第89巻、第1号、2018）

その他

- 「やさしい医学―亜鉛欠乏」倉澤隆平（信濃の地域医療 2004、vol36,

2004）
- 「基準値と正常値」倉澤隆平（信濃の地域医療 2012、no.425）
  などなど

HP：亜鉛欠乏症のホームページ
www.ryu-kurasawa.com
東御市立みまき温泉診療所 HP 亜鉛欠乏症と臨床
http://hospital.city.tomi.nagano.jp/onsen/pain/post-4.html

倉澤 隆平 略歴

現在 東御市立みまき温泉診療所顧問
日本亜鉛栄養治療研究会顧問
佐久市立国保浅間総合病院名誉院長

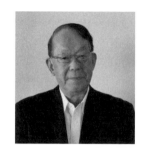

1937年 長野県別所温泉に生まれる。

1956年 長野県立上田松尾高校卒。東京大学教養学部理科II類入学。

1958年 東京大学教養学部課程修了、退学。

1959年 東京大学医学部医学科入学。

1963年 東京大学医学部卒。木本外科入局。一般外科、胸部外科専攻。

1970年8月 佐久市立国保浅間総合病院外科医長。

（水と電解質の輸液、糖尿病患者の外科術後管理の輸液。そして、経静脈高カロリー栄養輸液を1972年よりアミノ酸製剤市販前に使用して、栄養輸液の処方及び栄養法の技術を確立。それらの輸液法を駆使した術後管理法で高齢者の外科等を開拓）

1985年4月 佐久市立国保浅間総合病院院長

院長として、初代、二代目の市長をはじめ市民の協力を得て、赴任時、医師10名の病院を『長野県国保の地域医療』を旗印に、常勤医師40余名の全国でも注目される総合病院に育てる。

1998年6月 三代目、厚生官僚出身の市のボスと医療福祉の基本的な考え方が、全く不一致で、定年5年前に院長を辞任する。

2000年6月 北御牧村温泉診療所長。

2002年 秋 村民に亜鉛欠乏症患者さんが多いことに気づく。

2003年4月 医師複数体制の診療所とし、定年退職。北御牧村温泉診療所顧問。同年、村等の協力を得て、村民1431名の血清亜鉛濃度値の調査を行ない、これまでの常識に反して、村民が全体として亜鉛不足状態にあることを発見。

2005年 合併した東御市の協力を得、旧東部町地区市民等約1800名の血清亜鉛濃度調査を行ない、旧北御牧村と同じく、市民が亜鉛不足状態にあることを証明。更に、長野県各地の七診療所の協力を得て、850名余の血清亜鉛濃度の調査を実施。同様の傾向を認め、日本全国中で、国民が亜鉛不足状態にある可能性を推測させる結果を得た。

2009年2月 社会福祉法人 みまき福祉会理事長

2019年6月 同理事長退任。

長野県国保直診医師会会長、全国国保診療施設協議会理事等々歴任。

長野県国保直診医師会顧問。

第24回 医療功労賞等受賞。

1984年より、長野県国民健康保険診療報酬審査委員会委員を務め、同審査委員会専門部会委員 医科部会長、会長代理、会長歴任。

■インタビュアー 尾形道夫 略歴

1950年 徳島県生まれ

1968年 早稲田大学第一政経学部政治学科入学

1972年 同大学同学部卒業

　　　　暮しの手帖社に入社

2002年 暮しの手帖社第3代編集長

2014年 暮しの手帖社退職

現在、フリージャーナリスト

(モットーは初代編集長花森安治譲りの「難しいことはやさしく、やさしいことは面白く」。医療関係の記事は、入社以来42年間、本誌暮しの手帖に執筆するほか、「病気とからだの読本」などの単行本、別冊にも多数編集出版)

現代日本の国民病
亜鉛欠乏症

2021 年 5 月 24 日　初版第 1 刷印刷
2021 年 5 月 31 日　初版第 1 刷発行

著者　倉澤隆平
インタヴュー・構成　尾形道夫

発行者　木全俊輔
発行所　株式会社 三恵社
愛知県名古屋市北区中丸町 2-24-1
Tel.052-915-5211　Fax.052-915-5019
web.https://www.sankeisha.com

編集　リンゴブックス 北村正之
図書設計　吉原順一
印刷・製本　株式会社 三恵社
ISBN 978-4-86693-450-1　C0047
© 2021 Printed in Japan